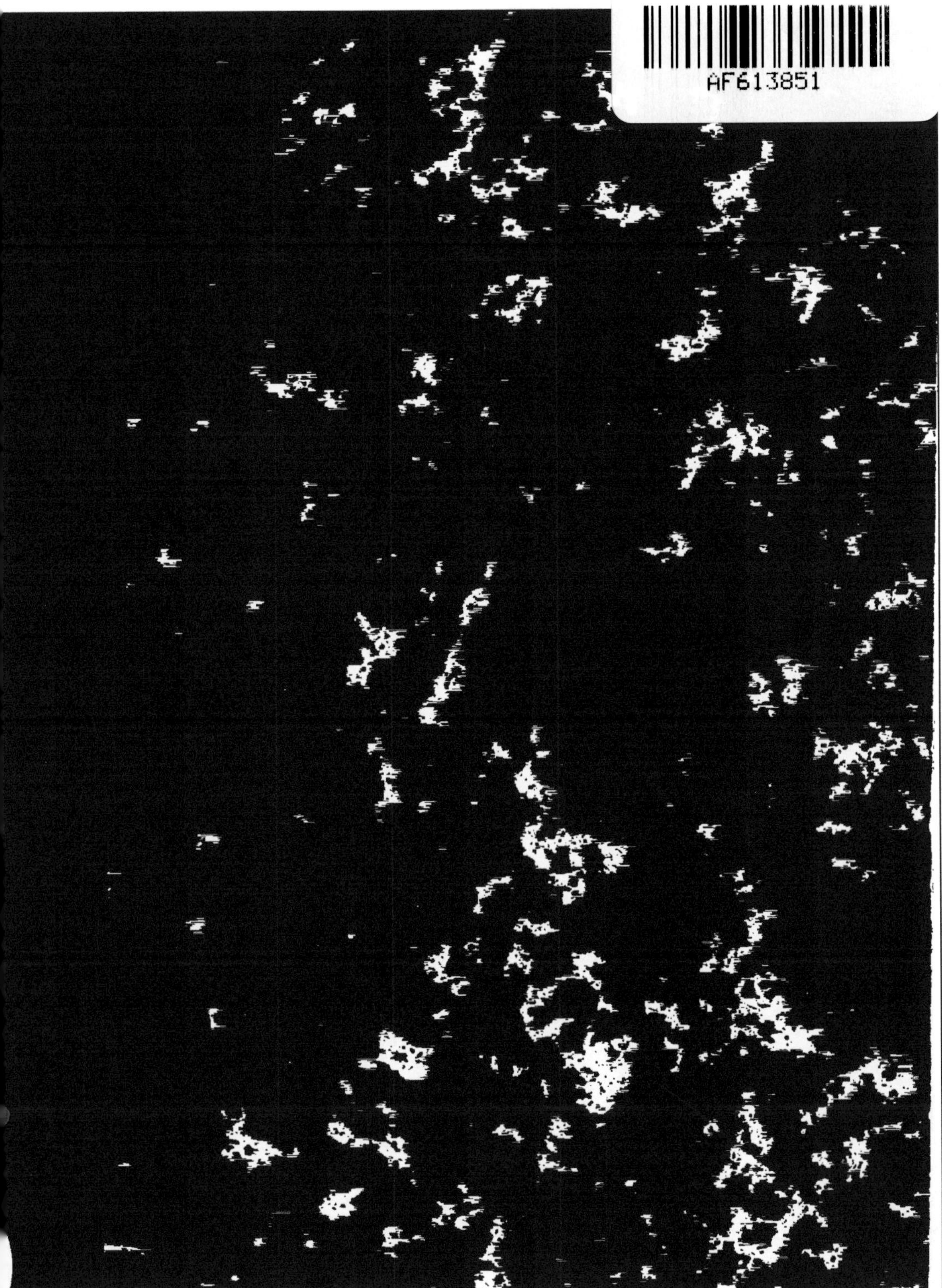

DU SUC GASTRIQUE

CHEZ L'HOMME ET LES ANIMAUX

AUTRES TRAVAUX DU MÊME AUTEUR

Recherches expérimentales et cliniques sur la sensibilité, in-8° (MASSON). 1877

Les Poisons de l'intelligence, in-12 (P. OLLENDORFF). 1877.

Le somnambulisme provoqué (*Journal de l'Anat. et de la Phys.*). 1875.

Étude sur la douleur. (*Revue philosophique.*) 1877.

Essai sur les causes du dégoût. (*Revue des Deux-Mondes.*) 1877.

Saint-Denis. — Imp. Ch. Lambert, 17, rue de Paris.

DU

SUC GASTRIQUE

CHEZ L'HOMME ET LES ANIMAUX

SES

PROPRIÉTÉS CHIMIQUES ET PHYSIOLOGIQUES

PAR

Ch. RICHET

Docteur en médecine, docteur ès sciences
Ancien interne lauréat des hôpitaux de Paris.

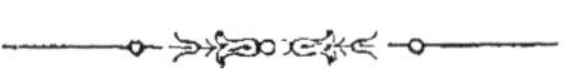

PARIS
LIBRAIRIE GERMER BAILLIÈRE ET Cie
108, BOULEVARD SAINT-GERMAIN, 108
Au coin de la rue Hautefeuille.

—

1878

A

M. BERTHELOT

MEMBRE DE L'INSTITUT

PROFESSEUR AU COLLÈGE DE FRANCE

AVANT-PROPOS

C'est à une circonstance fortuite qu'est dû ce travail. Au mois de juillet 1876, M. le professeur Verneuil, dont j'avais alors l'honneur d'être l'interne, opéra de la gastrotomie, pour un rétrécissement infranchissable de l'œsophage, un jeune homme, Marcelin R... qui survécut à l'opération et qui garda une fistule gastrique. Encouragé par la bienveillance de M. Verneuil, je pus, dès le mois de novembre de la même année, étudier sur Marcelin les principaux phénomènes de la digestion stomacale. Ces expériences ont toutes été faites dans le laboratoire de Chimie organique du Collége de France, sous la direction de M. Berthelot, et personne ne sera surpris lorsque je dirai que, si ces recherches ont quelque valeur, c'est aux conseils de M. Berthelot qu'il faut l'attribuer.

Après avoir fait l'étude du suc gastrique de l'homme, j'ai cherché à approfondir les fonctions de l'estomac dans différentes classes d'animaux, en particulier chez les animaux à sang froid, dont on connaît peu en général les opérations physiologiques.

J'aurais voulu me borner à l'exposé de mes recherches personnelles; mais mon travail eût été incomplet et sans unité. Aussi trouvera-t-on ici, en même temps que les faits étudiés spécialement par moi, l'état actuel de la science sur les questions qui ont trait au suc gastrique. Néanmoins cette étude n'est pas une véritable monographie, car certaines parties sont beaucoup plus développées que d'autres, et, pour tout ce que je n'avais pas vu par moi-même, je me suis limité à un court résumé des faits reconnus ou discutés aujourd'hui.

CH. R.

DES

PROPRIÉTÉS CHIMIQUES ET PHYSIOLOGIQUES

DU

SUC GASTRIQUE

CHEZ L'HOMME ET LES ANIMAUX

INTRODUCTION HISTORIQUE

De tout temps, les hommes adonnés à l'étude des phénomènes de la vie ont admis que les aliments introduits dans l'estomac y subissent des modifications chimiques particulières, permettant à ces aliments de devenir aptes à la nutrition. Mais, pour arriver aux notions assez précises que nous possédons aujourd'hui, de longs tâtonnements et de pénibles efforts ont été nécessaires.

L'insuffisance des notions anatomiques et le défaut absolu d'une méthode expérimentale rigoureuse, expliquent comment les théories des anciens, d'Hippocrate, de Galien et de Celse ne méritent pas d'être mentionnées.

Il est inutile aussi de parler des idées de Van Helmont (1) et de Willis (2), qui, essayant de conformer les faits à leurs théories, rattachaient les phénomènes digestifs à des phénomènes de fermentation.

Les premières observations utiles furent faites par les membres de l'*Accademia del Cimento*, qui, en 1667, purent, par l'expérimentation directe sur les oiseaux, se convaincre de la force mécanique de l'estomac (3).

(1) Cité par Haller. *Elem. physiol*, t. VI, p. 140.

(2) *De fermentat.*, chap. v.

(3) *Saggi di naturali esperienze fatte nell' Accademia del Cimento*. 1667. — Redi.

D'autres auteurs, s'appuyant sur des faits pathologiques (1) ou sur des observations directes (2), remarquèrent ensuite qu'il se forme dans l'estomac une fermentation acide. Littre (3) avait vu, sur un chien tué brusquement, que l'estomac était plein d'un lait coagulé et acide. Floyer (4) avait trouvé que l'estomac des oiseaux carnivores et de quelques ruminants était acide. Bartholin, Viridet, Lorenzini, Peyer, Duhamel (5), avaient constaté le même fait sur les poissons, les rongeurs, les carnassiers, les oiseaux. Cependant le mot de suc gastrique n'était pas prononcé, et on ne regardait pas la sécrétion stomacale comme un des éléments essentiels de la digestion.

Le premier savant qui ait fait faire un pas décisif à la physiologie de l'estomac est Réaumur (6). Ses recherches inaugurent la méthode expérimentale, et démontrent jusqu'à l'évidence combien une expérience bien faite l'emporte sur tous les raisonnements *à priori*. Réaumur introduisait dans l'estomac d'un oiseau des tubes en métal dur, percés de trous, et renfermant des matières alimentaires. Ces substances ne pouvaient être broyées par la force mécanique du ventricule, et pourtant on les trouvait, après un séjour de quelques heures dans l'estomac, réduites en pulpe et ramollies. Réaumur en conclut que la digestion est principalement due à l'activité des sucs contenus dans l'estomac et sécrétés par lui. Il vit aussi que les matières azotées, telles que la viande, les os, etc., étaient modifiées par les sucs gastriques, tandis que les substances cellulosiques restaient intactes. Désireux de pousser plus loin l'étude de ce phénomène, il réussit à extraire, par une éponge, les sucs gastriques de quelques oiseaux ; il en reconnut la nature acide,

Opusculorum pars secunda, sive experimenta circa varias res naturales, p. 102 et suiv. Leyde, 1729.

(1) Werden. *Breslau Sammlungen*, 1723.—Verheyen. Storck. Blas. cités par Haller, loc. cit., p. 141.

(2) Floyer. *Prat. nat. States of hum.*, p. 66. — Vallisneri-Vieussens. *Traité des liqu. du corps hum.* 1709, p. 280.

(3) *Hist. de l'Acad.*, 1711, nº 17.

(4) Loc. cit.

(5) Cités par Haller, loc. cit., p. 141.

(6) *Mém. de l'Acad. des sciences*, 1752, p. 226, 461

mais ne réussit pas à faire, avec ces liquides, des digestions artificielles.

Cependant l'acidité du suc gastrique ne paraissait pas une de ses propriétés fondamentales. Haller (1) regardait l'acidité de l'estomac comme un phénomène de putréfaction. Selon lui et d'autres auteurs (2), le suc gastrique pur n'est ni acide, ni alcalin. Mélangé aux aliments, il est acide; abandonné à lui-même, il devient alcalin. Il y aurait donc une sorte de fermentation acide sous l'influence de la sécrétion stomacale. Quoique cette opinion ait été vite abandonnée, la remarque de Haller est assez importante, car il y a un certain degré de vérité dans son erreur.

Les expériences de Réaumur furent tentées sur l'homme par Stevens (3), qui, ayant rencontré un bateleur pouvant avaler et rejeter des pierres, lui fit, d'après le procédé de Réaumur, avaler et rejeter de petites sphères métalliques criblées de trous et renfermant des aliments. Après un court séjour dans l'estomac, ces aliments étaient réduits en pulpe et chymifiés.

Ce fut en 1783 que parurent les expériences fondamentales de l'abbé Spallanzani (4). Le fait capital que Spallanzani établit d'une manière irréfutable est que la digestion des aliments par le suc gastrique se fait aussi bien dans un vase de verre que dans l'estomac; que, par conséquent, la force vitale, la coction, la fermentation vitale et toutes les hypothèses semblables n'avaient aucune raison d'être. La transformation des matières alimentaires, au lieu d'être un phénomène de putréfaction, est un phénomène chimique, actif, nécessaire à la digestion. Le suc gastrique s'oppose à la putréfaction, au lieu de la provoquer, et c'est son activité propre qui transforme en chyme les matières alimentaires. Spallanzani vit aussi que le liquide actif, à l'aide duquel on peut faire des digestions artificielles, est

(1) *Elem. physiol.*, t. VI, p. 142.
(2) Boyle, *Phil. exp. util.*, p. 117. — Lister. *De humor*, p. 157.
(3) Cité par Milne Edwards, *Leçons sur la phys. et l'anat. comparées*, etc., t. V, p. 259.
(4) *Expériences sur la digestion de l'homme et de différentes espèces d'animaux*; avec des considérations par Senebier. In-8. Genève, 1873.

sécrété par l'estomac, et qu'on peut le voir sourdre des parois ventriculaires.

A partir de cette époque, les recherches sur le suc gastrique deviennent extrêmement nombreuses, et ne peuvent être rapportées ici que très-succinctement.

L'acidité du suc gastrique actif, entrevue par Carminati (1), méconnue par Spallanzani lui-même, par Montègre (2) et par leurs contemporains, ne fut définitivement constatée que par Leuret et Lassaigne (3), Tiedemann et Gmelin (4). Ces savants constatèrent que le suc gastrique doit être acide pour être actif. Ils firent aussi de très-nombreuses expériences à beaucoup d'autres points de vue.

C'est quelques années après que furent vulgarisées en Europe les fameuses expériences de W. Beaumont sur un chasseur canadien atteint de fistule gastrique (5). Beaumont étudia la digestibilité des différentes substances ; il observa avec soin les modifications physiologiques de la muqueuse stomacale, et vit qu'en dehors de la digestion, l'estomac ne sécrétait que du mucus et non un suc gastrique vraiment actif.

L'année suivante, Eberle (6) reconnut qu'en faisant infuser dans l'eau tiède, avec de l'acide chlorhydrique, la muqueuse stomacale, on obtient un véritable suc gastrique pouvant faire des digestions artificielles.

C'est à peu près vers cette époque que l'histologie, grâce à

(1) Cité par Milne Edwards. *Leç. sur l'anat*, t. VII, p. 16.

(2) *Expér. sur la digestion dans l'homme*. Paris, 1814. Ce physiologiste avait la faculté de faire revenir dans la bouche les aliments introduits dans l'estomac. On a donné à cette singulière faculté le nom de mérycisme (rumination), et aux individus qui la possédaient le nom de mérycoles. La science en a un certain nombre d'exemples. — Fabrice d'Acquapendente, *De varietate ventriculi*. — Peyer, *Merycologia*. Bâle, 1685. — Sennert, *Medic. prat.*, liv. III, p. 1. — Pipelet, *De vomituum diversis speciebus*, 1786. — Roubieu, *Ann. de la Soc. méd. de Montpellier*, 1808, p. 283. — Decasse, *Froriep's Notizen*, t. XLVII, p. 95. — Elliotson, *ibid.*, t. XLV, p. 337. — Heiling, *Ueber das Wiederkauen bei Menschen*. Nuremberg, 1823. — Cambay, *Sur le mérycisme et la digestibilité des aliments. Th. inaugur.* Paris, 1830. — Vincent, *Comptes rendus de l'Institut*, t. XXXVII, 4 juillet 1853.

(3) *Recherches sur la digestion*, 1825.

(4) *Rech. exp. sur la digest.*, trad. franç. par Jourdan, t. I.

(5) *Exper. and observ., on the gastric juice*. Plattsburg, 1833.

(6) *Physiologie der Verdauung*. Würtzbourg, 1834. p. 80 et suiv.

l'emploi des microscopes perfectionnés, commença à faire des progrès considérables. On découvrit que dans l'estomac il y avait des glandes en tubes et en grappes, plus ou moins analogues à celles de l'intestin, et que par conséquent la sécrétion du suc gastrique était une sécrétion glandulaire (1).

Ce fut Schwann qui le premier découvrit la pepsine (2), sans pouvoir l'isoler complétement, comme Wasmann le fit quelque temps après (3).

Un grand progrès fut réalisé, au point de vue des procédés expérimentaux, par Blondlot (4), qui imagina les fistules gastriques artificielles (5). Désormais on put se procurer facilement du suc gastrique pur; c'est évidemment le plus grand progrès que la physiologie de l'estomac ait fait depuis Spallanzani (6).

En effet, à partir de ce moment, les expériences se multiplièrent. L'étude des pepsines et de leurs modifications, des diverses réactions chimiques propres au suc gastrique et aux aliments digérés, l'analyse des propriétés physiologiques de la muqueuse stomacale, firent l'objet de recherches exactes ; et c'est la masse de ces faits qui constitue la science d'aujourd'hui. En faisant l'histoire détaillée du suc gastrique, les diverses indications bibliographiques trouveront leur place naturelle.

En résumé, Réaumur a démontré que la digestion stomacale était un phénomène chimique; Spallanzani a recueilli du suc

(1) Sprott Boyd. *Edinb. med. and Surg. Journ.*, t. XLVI, 1836, p. 382.— Bischoff, *Müller's Archiv.*, 1838.—Wasmann, *De digestione nonnulla.* Berlin, 1839. — Krause, *Müller's Archiv.*, 1839, p. cxx. — Thomson, Frerichs, etc.

(2) *Ueber das Wesen des Verdauungsprocesses. Müller's Archiv.*, 1836, p. 90.

(3) Loc. cit., 1839.

(4) *Traité analytique de la digestion*, 1843. En même temps que Blondlot, un médecin russe, Bassow, proposait la même méthode. (*Voie artificielle dans l'estomac des animaux. Bull. de la Soc. des natur. de Moscou*, 1843, t. XVI, p. 315.) Mais les expériences de Bassow eurent peu de succès et restèrent tout à fait inconnues. C'est donc à Blondlot, qui ne connaissait pas les expériences faites simultanément à Moscou, que revient tout l'honneur de la méthode des fistules gastriques artificielles.

(5) Les procédés opératoires ont été perfectionnés par Claude Bernard. *Leç. de physiol. expériment.*, 1856, t. II, p. 384.

(6) Pour l'historique de la question, consulter les *Leçons sur la physiologie, etc.*, de M. Milne Edwards, t. V, p. 250 ; t. VII, p. 11 et suiv.

gastrique et fait des digestions artificielles ; Beaumont a étudié la digestibilité des aliments et les modifications de la muqueuse stomacale ; Schwann et Wasmann ont découvert la pepsine ; et Blondlot a introduit la méthode des fistules gastriques artificielles.

Cette découverte termine la période historique, et inaugure la période contemporaine.

I

Morphologie et histologie des glandes de l'estomac.

A. — DES GLANDES DE L'ESTOMAC CHEZ L'HOMME.

Lorsqu'on examine la muqueuse stomacale d'un animal tué récemment, on voit que toutes ses parties ne sont pas identiques (1). La région pylorique est pâle, blanchâtre, tandis que, vers la grande courbure, et du côté du grand cul-de-sac, la muqueuse est rouge, villeuse et veloutée. Une injection artificielle montre que le sang ne se distribue pas également dans les deux régions, la partie pylorique possédant beaucoup moins de vaisseaux que la partie cardiaque : cette division de l'estomac en deux régions se retrouve chez l'homme et la plupart des mammifères, en sorte qu'on pourrait dire qu'il y a un estomac pylorique et un estomac cardiaque, lequel serait le véritable agent de la digestion.

L'analyse histologique confirme ce premier résultat. En effet, lorsqu'on examine au microscope la muqueuse stomacale, on voit qu'elle est tapissée d'une infinité de glandes, mais que ces glandes sont de deux ordres.

Les unes sont très-abondantes dans le grand cul-de-sac : ce

(1) En particulier, chez le rat. Voir Schiff, *Leçons sur la physiol. de la digestion*, t. II, p. 283.

sont les glandes gastriques ; les autres prédominent vers le pylore : ce sont les glandes muqueuses.

Les glandes muqueuses sont tubuleuses, peu ramifiées (1). Elles débouchent dans la cavité stomacale par un orifice étroit. L'épithélium cylindrique de la muqueuse se continue dans l'intérieur même de la glande. En résumé, ces glandes diffèrent à peine de celles qu'on voit dans toute l'étendue du tube intestinal.

Les glandes stomacales proprement dites ont une forme particulière qu'explique la spécificité de leur fonction ; ces glandes sont constituées par des utricules allongés, amassés en forme de grappe souvent assez complexe, et dont le cul-de-sac s'enfonce dans le tissu cellulaire sous-muqueux (2). Elles s'ouvrent par un orifice évasé en forme d'entonnoir. Leur cavité est remplie par des cellules à noyau, polygonales, à angles plus ou moins déformés, qui gonflent l'utricule qu'elles dilatent, et auxquelles elles donnent parfois l'apparence d'une bouteille à goulot allongé (3). Ces cellules ont été nommées cellules à pepsine par Frerichs (4). Elles renferment un protoplasma finement granulé avec quelques noyaux. Quand on examine du suc gastrique au microscope, on y trouve toujours une certaine quantité de ces cellules plus ou moins détruites et en voie de dissolution, de même que dans la salive on voit l'épithélium des culs-de-sac salivaires.

Plus récemment, dans un travail important, Heidenhain (5). et, après lui, Ebstein (6), se sont attachés à réfuter ces idées. D'après eux il n'y a pas entre les glandes à pepsine et les glandes muqueuses la différence fondamentale qu'on a cru y trouver. Les glandes gastriques seraient constituées par deux va-

(1) Todd et Bowmann, t. II, 1847, p. 192. — Kölliker, *Anat. micr.*, II, 2, p. 140 et suiv. — Donders, *Med. Lanc.*, 1852. *Oct.*, p. 218 ; *févr. avr.* 1853.

(2) Ecker, *Zeitsch. f. rationn. Mediz.*, t. II, 1852, p. 243.

(3) Kölliker, *Micr. anat.*, fig. 221, 222. — *Elém. d'histol.*, trad. franç , p. 523. — Voyez aussi les belles planches de Sappey, *Traité d'anat. descript.*, 2e édit , t. IV, p. 175.

(4) *Art. Verdauung in* Wagners, *Hand. d. physiol.*, t. III, p. 738 et suiv.

(5) *Untersuchungen ueber den Bau der Labdrüsen. Arch. fur micr. anat.* 1870.

(6) *Beitrage zur Lehre vom Bau der sog. Magenschleimdrüsen*, ibid., 1870.

riétés d'épithélium : un épithélium superficiel par rapport à la cavité de la glande, composé de cellules polyédriques, granuleuses, disposées sur un rang, et un épithélium profond (Belegzellen), appliqué directement contre la paroi glandulaire, et composé de cellules arrondies, granuleuses, fixant facilement les substances colorantes, et qui probablement sont l'état jeune des cellules superficielles (Hauptzellen). Selon les micrographes que je viens de nommer, toutes les glandes de l'estomac sont constituées sur ce type; seulement, il y a dans certaines glandes, vers le grand cul-de-sac, beaucoup de cellules bordantes : ce sont les glandes à pepsine des anciens auteurs : tandis que, vers le pylore, ce sont les cellules superficielles qui prédominent, glandes muqueuses des anciens auteurs.

Si l'opinion de Heidenhain est exacte, les glandes de l'estomac et de l'intestin seraient donc constituées sur le même type; il n'y aurait de différence que suivant le plus ou moins de développement de certaines parties de ces glandes.

Nous verrons plus loin, quand nous traiterons de la sécrétion du suc gastrique, quel est le rôle respectif de telle ou telle de ces cellules.

B. — DE LA MUQUEUSE STOMACALE DANS LA SÉRIE ANIMALE.

Au point de vue physiologique, ce qui caractérise l'estomac, c'est la sécrétion d'un liquide acide, contenant de la pepsine. L'existence d'une couche musculaire et la dilatation plus ou moins prononcée de cette poche contractile, ne jouent qu'un rôle secondaire, en sorte que l'importance de l'estomac dans les fonctions digestives est déterminée par la sécrétion du suc gastrique : aussi faudrait-il peut-être définir l'estomac par sa tunique muqueuse plus que par sa tunique musculaire, et au lieu de l'appeler une dilatation contractile et musculaire du tube digestif, ce qui permettrait de le confondre avec tous les renflements intestinaux, le définir en l'appelant une glande à liquide acide et peptique. Toutes les fois que nous trouverons dans le tube digestif un liquide acide contenant de la pepsine, nous aurons le droit de dire que l'estomac est là, et non ailleurs. Si le liquide est alcalin, s'il ne contient pas de pepsine, ce ne sera plus, au point de vue physiologique, un véritable estomac; car, pour être définie ainsi, une dilatation quelconque du tube digestif doit sécréter du suc gastrique.

D'ailleurs, il importe de remarquer que la fonction et la structure sont corrélatives, sinon dans la disposition générale, du moins quant à la constitution fondamentale. Ainsi la forme extérieure de l'estomac, l'épaisseur relative de ses différentes couches, la structure même des tubes glandulaires, ont des variations considérables qu'il serait superflu de rapporter en détail (1). Mais ce qui reste invariable, c'est l'élément anatomique fondamental, la cellule peptique, qui donne naissance au suc gastrique. Même chez les Insectes, on a trouvé (2) des cellules peptiques analogues aux cellules peptiques de l'estomac des Vertébrés.

Chez la plupart des Vertébrés, la détermination du ventricule gastrique ne présente pas de difficultés; et quoique nous ne puissions nous étendre sur ce sujet, il convient cependant d'en dire quelques mots.

Chez les Mammifères, l'estomac est unique, comme chez l'homme; il fait suite directement à l'œsophage, et son orifice inférieur débouche dans l'intestin. Il est pourvu d'une tunique musculaire contractile et d'une tunique muqueuse richement pourvue de glandes. Chez quelques Mammifères seulement, chez les Ruminants, on pourrait croire à un estomac multiple. En effet, il existe quatre poches annexées à l'appareil digestif. Toutefois il est facile de constater que c'est la caillette qui représente l'estomac glandulaire des autres animaux. En effet, le rumen, la panse, le feuillet sont tapissés d'un épithélium pavimenteux, analogue à celui de l'œsophage, de sorte qu'au point

(1) Voy. Sappey. *Anat. descript.* 2e édit., t. IV, p. 173 et suiv., fig. 767 et suiv. Milne Edwards. *Leçons sur la phys.*, etc., t. VI, p. 286 et suiv.

(2) Sirodot, *Recherches sur les sécrétions chez les Insectes. Ann. des sc. natur.* 1848, t. X, p. 183.

de vue physiologique, ce sont des dilatations œsophagiennes, et non un estomac peptique, sécrétant le suc gastrique. Il importe en effet de faire remarquer que l'estomac, placé entre l'œsophage et l'intestin, doit être considéré, non comme un terminaison de l'œsophage, mais comme le début de l'intestin. Toutes les considérations embryogéniques, histologiques et physiologiques, viennent à l'appui de cette importante distinction. L'œsophage se développe aux dépens du feuillet externe, tandis que l'estomac naît du feuillet interne du blastoderme, comme l'intestin. L'œsophage est tapissé d'un épithélium pavimenteux, tandis que l'estomac possède un épithélium cylindrique, comme l'intestin. L'œsophage ne peut ni absorber ni sécréter, tandis que l'estomac et l'intestin absorbent avec la plus grande facilité, et ont des fonctions sécrétoires de la plus grande importance. Chez les Ruminants, la caillette seule sécrète le suc gastrique : le rumen, la panse et le feuillet ne sont que des dilatations œsophagiennes. Ces trois poches sont tapissées de papilles, tandis que la caillette est lisse. C'est un caractère assez important, parce que, dès le premier examen, on peut pressentir que les dilatations tapissées de papilles sont munies d'un épithélium pavimenteux, et par conséquent appartiennent physiologiquement à l'œsophage, non à l'estomac.

Chez quelques autres Mammifères, l'estomac est aussi multiloculaire (Cétacés, Pachydermes) ; il semble qu'il y ait encore plusieurs estomacs musculaires, et un seul estomac peptique : mais ce point d'anatomie physiologique exigerait peut-être des recherches nouvelles. Chez les singes semnopithèques, il est aussi divisé en trois poches. Chez certains Marsupiaux, il est garni de longs appendices en forme de cæcums, qu'on retrouve aussi chez les Cheiroptères suceurs.

Chez les Rongeurs, ainsi que nous l'avons vu précédemment, l'estomac est divisé en deux régions : une région pylorique, muqueuse, et une région cardiaque, glandulaire. Cette disposition, manifeste chez les rats, se voit encore plus nettement chez le Hamster, chez l'Hélamys : chez le Kanguroo, on a noté une disposition analogue. En somme, cette division de l'estomac en deux régions est d'une assez grande importance. Elle nous démontre que l'estomac a deux fonctions : une fonction masticatrice, pour ainsi dire, à laquelle président des muscles et des papilles cornées ou épaisses ; et une fonction chymifiante, pour laquelle des glandes gastriques sont nécessaires.

Cet appareil glandulaire, au lieu d'être disséminé, est quelquefois réuni en un point, de manière à constituer une glande plus ou moins lobuleuse. Cette disposition s'observe sur le Castor, sur le Phascolome, sur le Pangolin, sur le Dauphin et le Manatus Australis (1).

Ce que nous venons de dire des Mammifères s'appliquera peut-être encore mieux à l'appareil digestif des Oiseaux. En effet, on trouve chez les oiseaux une dilatation œsophagienne (jabot), une poche très-musculaire à papilles cornées et épaisses (gésier), et un estomac pepsique (ventricule succenturié). Chez certains Oiseaux, la localisation des glandes pepsiques, en un point déterminé de la muqueuse stomacale, est poussée très-loin. Ainsi, chez l'Autruche et le Nandou, les glandes gastriques sont réunies en une région de la muqueuse qui est renflée en ce point, et criblée d'une multitude d'orifices. Souvent même le liquide sécrété vient déboucher dans un canal central, situé dans l'axe des glandes, et qui vient s'ouvrir dans l'estomac. Cette localisation de la fonction sécrétoire est intéressante : elle nous permet de comparer l'appareil glandulaire de l'estomac aux glandes salivaires, au pancréas, au foie, dont les produits de sécrétion débouchent par des canaux propres dans le tube digestif. D'après Jobert (2), le gésier de certains Oiseaux (Autruche, Flamant), n'est pas exclusivement un organe triturateur, il renferme des glandes qui sécrètent un liquide acide, lequel contribuerait à la digestion.

Chez les Reptiles et les Batraciens, la muqueuse stomacale n'offre rien de remarquable : elle a été étudiée avec soin par

(1) Pour plus de détails sur la morphologie de l'estomac, voir Milne Edwards, *Leçons sur la physiologie*, etc., t. VI, p. 309 et suiv. — Gegenbaur, *Anat. comparée*, trad. franç., p. 750 et suiv. — Leydig, *Histol. comparée*, trad. franç., p. 355.

(2) *Comptes rendus de l'Ac. des sciences*. Juillet 1873.

plusieurs auteurs, qui y ont bien vu une forme spéciale de cellules glandulaires qu'on appelle les cellules caliciformes. Chez les larves des Grenouilles et des Crapauds, la muqueuse stomacale est tapissée de cils vibratiles, et il est très-probable que les cellules caliciformes ne représentent qu'une forme spéciale de cellules épithéliales cylindriques et vibratiles (1). Chez le Protée (2), le tube digestif est rectiligne, et il n'y a pas de dilatation stomacale.

Chez les Poissons, l'estomac est en général peu distinct de l'œsophage, et ce fait contraste d'une manière assez singulière avec l'activité extrême des sucs stomacaux. Souvent on ne peut distinguer l'estomac de l'œsophage que par l'aspect de la muqueuse, qui se charge de glandes et se dépouille de l'épithélium lamelleux, pour prendre un épithélium cylindrique. Chez certains Poissons, des sortes de cæcums ou d'appendices viennent déboucher près du pylore. On les a appelés appendices pyloriques. Ils semblent abondamment pourvus de glandes, et il ne faut guère les considérer autrement que comme des diverticules de l'estomac. Dans quelques espèces de Poissons cartilagineux, les glandes gastriques sont disposées par rangées, formant des stries longitudinales qui font saillie sur la tunique muqueuse non glandulaire de l'estomac (3). D'après Leydig (4), tous les poissons ne sont pas pourvus d'un appareil glandulaire stomacal. Certains Cyclos-

(1) Pouchet et Tourneux, *Précis d'histologie*, p. 185.

(2) Tout récemment, Swiecicki (*Archives de Pflüger*, t. XIII, p. 444. *Uber die Bildung und Ausscheidung des Pepsins bei den Batrachiern*) a fait quelques expériences, en très-petit nombre peut-être, desquelles il conclut que l'œsophage des grenouilles contient plus de pepsine que l'estomac; que, dans l'état de jeûne, l'estomac et l'œsophage n'ont pas de pepsine, ou, du moins, très-peu de pepsine; et que la sécrétion acide est due aux cellules bordantes (Belegzellen) de l'estômac.

(3) Chez le *Cyprinus tinca* et le *Cyprinus carpio*, Luchau a vu aussi (*Centralbl. f. d. med Wiss.* .1877, n° 28) que les voies biliaires arrivent au bas de l'œsophage, et que l'estomac proprement dit ne contient pas de glandes pepsiques. D'après Biedermann (*Untersuchungen ueber das Magenepithel. Sitzb. der Wiener Ac. der Wissensch.* 1875, p. 377), chez les Cyprins, il n'y aurait pas d'épithélium cylindrique proprement dit, mais une cuticule comme dans l'intestin, avec des cellules caliciformes disséminées au-dessous de cette cuticule.

(4) *Histol. comp., trad. franç.*, p. 377.

tomes, les *Petromyzon fluviatilis*, *Myxine* et *Cobitis fossilis* en seraient dépourvus (1). Il est probable qu'il en est de même chez l'Amphioxus, dont le canal digestif tout entier est tapissé de cils vibratiles. Evidemment il y aurait un grand intérêt à vérifier ces points, et à constater si, malgré l'absence de glandes stomacales, il y a une digestion gastrique (2).

(1) Voyez Edinger (*Uber die Schleimhaut des Fischdarmes. Arch. f. microsc. Anat.* 1876, t. XIII, p. 651). Il considère les appendices pyloriques comme des glandes, et confirme l'opinion de Leydig sur l'absence de glandes stomacales chez les Petromyzon : pour lui, les tractus longitudinaux du tube digestif de ces Vertébrés inférieurs, sont l'équivalent morphologique des glandes stomacales.

(2) Je ne puis entrer dans de plus longs détails au sujet de la structure de la muqueuse stomacale chez les divers Vertébrés; mais voici les ouvrages récents où on trouvera quelques indications sur ce sujet intéressant :

Bentkowsky, *Sur l'histologie de la muqueuse stomacale et duodénale, Medic. Zeitung*, 1876, n°s 14, 15, 17, 18 (en polonais). Analysé dans *le Jahresbericht ueber Anat. u. Phys. de Hoffmann et Schwalbe, pour* 1876, I, p. 301. — Bentkowsky confirme l'opinion de Heidenhain, et trouve sous les cellules à épithélium cylindrique qui revêtent l'orifice des glandes à pepsine une couche de cellules secondaires (chez le Chien, chez le Porc).

Brümmer, *Anatomische und histologische Untersuchungen ueber den zusammengesetzten Magen verschiedener Saugethiere. Deutsche Zeitschrift für Thiermedicin*, t. II, p. 158 et 299, 1876.

Wolffhügel, *Ueber die Magenschleimhaut neugeborner Saugethiere. Zeitsch. f. Biolog.* 1876, t. XII, p. 217. — La secrétion de la pepsine est postérieure à la secrétion d'un suc gastrique acide.

Frolowsky, *Anatomie du tube digestif chez les nouveau-nés.* Saint-Pétersbourg. 1876 (en russe). Analysé dans le *Jahresbericht de Hoffmann et Schwalbe* de 1876, t. I, p. 305, — Il étudie les dimensions relatives de l'estomac et du tube digestif chez les embryons, les fœtus et les nouveau-nés.

Ricci, *Intorno alla speciale forma e struttura dello stomaco di alcuni pesci Comptes rendus de l'Acad. des sciences phys. et math. de Naples.* 1875. — Il décri, l'estomac du Mugil et du Scombre comme divisé en deux parties : une région supérieure glanduleuse, une région inférieure très-musculeuse, et sans glandes gastriques. Cette particularité se retrouve chez le Saumon, le Squale et l'Heterotis.

George, *De la structure de l'estomac chez l'Hyrax capensis. Comptes rendus de l'Ac. des sciences*, t. LXXVII, 1873, p. 1554.

Jobert, *Recherches pour servir à l'histoire de la digestion chez les oiseaux*, ibid. t. LXXVII, 1873, p. 133.

Loven, *Des lymphatiques de la muqueuse stomacale. Nord. med.. Arch.*, t. V, 1873, n° 25 (en suédois). Analysé dans le *Jahresbericht de Hoffmann et Schwalbe* p. 1873, I, p. 187.

Langerhans, *Ueber Petromyzon Planeri*, ibid., p. 191. — Il n'a pas trouvé de glandes gastriques chez le *Petromyzon*.

Wilke, *Untersuchungen ueber den Magen der wiederkauenden Hausthiere.* Berlint, 1872.

Watney, *Zur Kenntniss der feineren Anatomie des Darmcanals. Centralblatt, f. d.*

L'étude de la digestion stomacale offre quelques particularités intéressantes dans la classe des poissons. En effet, chez ces Vertébrés, l'appareil digestif présente des dispositions spéciales sur lesquelles les auteurs d'anatomie comparée n'ont peut-être pas suffisamment appelé l'attention (1).

Si on regarde l'appareil digestif d'un poisson cartilagineux, d'un Squale, de la Grande Roussette (*Scyllium catulus*) ou d'un poisson osseux, par exemple du Brochet, on voit que, chez ces deux carnivores, il y a deux parties plus ou moins larges, séparées par un intervalle extrêmement étroit, une sorte de pertuis qui contraste par sa ténuité avec les grandes dimensions des parties supérieures et inférieures. Ce pertuis n'est autre que le pylore; ce n'est ni l'estomac, ni l'intestin, et je proposerais de l'appeler canal, ou mieux *détroit pylorique*. La longueur de ce canal est variable selon la taille et l'espèce; mais ce n'est pas un simple resserrement annulaire, c'est presque toujours un canal présentant une certaine étendue: dans beaucoup d'espèces, on retrouve ce rétrécissement post-stomacal, sans qu'il semble se trouver plus spécialement dans tel ou tel groupe de la classe des Poissons. On peut le constater chez la Morue, le Congre, la Baudroie, etc. Chez ce dernier Poisson, il est très-facile à étudier, à cause des dimensions énormes des parois musculeuses de l'estomac. Si on injecte par l'œsophage, lequel est extrêmement large, un liquide quelconque dans l'estomac de la Baudroie, en liant l'œsophage sur la canule, il faut une très-grande force pour faire passer une seule goutte de liquide par le détroit pylorique; il en est de même, quoique à un moindre degré, pour l'estomac du Brochet, du Congre, de la Roussette, etc.

Chez la Baudroie, on peut dire approximativement que le diamètre de ce canal est moindre que le cinquantième du diamètre transversal de l'estomac.

Med. Wiss. 1874, p. 753.— Sous l'épithélium stomacal (chez le Chien) existent de petites cellules arrondies, intermédiaires entre les corpuscules lymphatiques et l'épithélium.

(1) On trouvera néanmoins des planches très-exactes dans Home. *Lectures on comparative anatomy*, planche 98. Voyez la planche placée à la fin de ce travail, et représentant l'estomac du Brochet. (figures 1 et 2.)

Les parois du détroit pylorique sont musculeuses, et se contractent avec force. Sur un Congre vivant, ayant mis à nu cette partie du tube digestif, je provoquai, par l'excitation directe, une contraction de ses muscles, qui prirent alors une rigidité absolue (comme un morceau de bois); par la section, aucune goutte de liquide ne s'échappait de l'estomac, et l'orifice restait absolument resserré. En particulier chez le Congre, l'estomac est très-petit; mais un énorme cœcum, très-musculeux et riche en glandes, se trouve annexé à l'estomac, et descend en droite ligne jusque vers l'anus. Ce n'est probablement pas l'homologue des cœcums pyloriques qu'on a décrits chez divers animaux, et je proposerais de l'appeler *cœcum stomacal*. L'estomac de l'Anguille a une forme identique.

Ainsi donc, chez les Poissons carnivores, tous extrêmement voraces, et digérant des proies énormes non mâchées, l'estomac est séparé de l'intestin par un rétrécissement très-serré, ou détroit pylorique, garni de fibres musculeuses énergiques, se contractant pendant la digestion, et ne permettant pas le passage dans l'intestin des matières non chymifiées.

De là, chez les Poissons, l'importance considérable de la digestion stomacale, surtout si on songe que, pour ces animaux, dont la plupart sont carnivores, l'alimentation se compose presque exclusivement de matières albuminoïdes avec une quantité faible de graisse, et une quantité plus faible encore de matières amylacées et sucrées. Il faut donc que, dans l'estomac, les proies ingérées soient réduites en pulpe et en bouillie liquides, sinon le passage par le détroit pylorique est complétement impossible. D'autres considérations anatomiques viennent à l'appui de cette opinion, puisque le pancréas, très-petit chez les Plagiostomes, est disséminé et très-réduit (tubes de Weber et de Legouis) chez les Poissons osseux et que le canal intestinal est très-court en général (1).

Si déjà on a quelque difficulté à déterminer l'existence de

(1) Voyez pour l'appareil glandulaire stomacal de la Baudroie la planche placée à la fin (figures 3 et 4).

l'appareil glandulaire stomacal des derniers Poissons, cette difficulté est bien plus grande encore quand il s'agit de trouver cet appareil chez les Invertébrés. En effet, le nombre et la variété de ces animaux sont tels qu'ils épuisent, sans la lasser, la patience des observateurs ; aussi bien peu de recherches ont-elles été faites à l'effet de déterminer d'une manière certaine les caractères spéciaux du ventricule gastrique.

Chez les animaux tout à fait inférieurs, comme les Infusoires, il n'y a pas de canal digestif préformé : il n'est donc pas étonnant que les glandes gastriques manquent. Il est probable que la digestion dans ces conditions est des plus imparfaites, et consiste surtout dans l'absorption des substances plus ou moins aptes à la nutrition, dont sont imprégnées les matières alimentaires qui nourrissent ces petits êtres.

On ne peut pas non plus attribuer un estomac véritable aux Cœlentérés, dont la cavité gastrique est à la fois un organe respiratoire et circulatoire. Cependant la digestion des aliments semble s'y opérer. Peut-être cette action est-elle due aux cellules brunâtres (hépatiques) qui tapissent quelques parties des parois cavitaires. Peut-être est-elle due aussi à l'action d'appendices glandulaires particuliers qu'on a signalés chez quelques Médusaires (1), et qui auraient, paraît-il, une influence analogue à la pepsine (2).

Chez les Échinodermes, des glandes assez nombreuses sont annexées au tube digestif; mais on ne saurait dire encore précisément quelles sont ces glandes, salivaires, hépatiques ou gastriques. Chez les Holothuries, l'estomac est rempli d'un liquide jaunâtre; mais, selon Milne-Edwards (3), on ne connaît pas bien les glandes qui l'ont sécrété. Chez les Astéries, l'estomac est garni d'appendices qui paraissent être des organes sécréteurs.

Chez les Ascidies, l'estomac contient aussi quelquefois une

(1) Milne Edwards, *Leç. sur la phys.*, t. V, p. 302 et suiv.

(2) Fritz Müller, *Die Magenfäden der Quallen. Zeitsch. für wissens. Zool.*, 1858, t. IX, p. 542.

(3) Loc. cit., p. 314.

glande brunâtre qui paraît être une sorte d'organe hépatique.

D'après M. Balbiani (1), on pourrait, sur des larves d'Ascidies âgées de neuf à dix jours, voir le mécanisme de la sécrétion glandulaire dans un appendice de l'estomac. L'estomac est formé par un amas de cellules dont le centre se résorbe et qui devient une cavité; sur un des points de la paroi se forme une ampoule qui, par la résorption de ses cellules, devient un canal ouvert, tapissé de cellules. Cette ampoule, qui représenterait une glande gastrique, émet de temps à autre des cellules granuleuses qui se confondent en une masse granuleuse, laquelle sort de l'appendice stomacal. Les cellules épithéliales vibratiles mettent cette masse en mouvement, et la poussent dans l'estomac, où elle va se confondre.

Chez les Vers, les appareils glandulaires annexés au tube digestif sont souvent assez nombreux. Mais les déterminations physiologiques ou même histologiques sur la nature de ces organes sont assez peu précises. En général, les glandes sont unicellulaires et tapissent les parois intestinales ou stomacales. Souvent (Trématodes, Nématoïdes) il existe des glandes en grappe dont le conduit arrive près de la bouche, et qu'on a appelées glandes salivaires. La surface interne du tube digestif est garnie de cils vibratiles (Annélides, Rotateurs). Quelquefois on trouve des cellules sécrétoires (probablement hépatiques) le long des parois stomacales, par exemple chez les Hirudinées. Selon Leydig, les poches stomacales des Sangsues ne sont pas glandulaires, mais adipeuses. Cette opinion, trop exclusive, ne semble pas exacte, et il est probable que le foie est disséminé dans les parois du tube digestif, et que c'est la bile qui peut digérer le sang avalé par les sangsues. Il en paraît être de même chez les Trématodes, et en général chez tous les animaux possédant un appareil dit gastro-vasculaire (2).

En somme, pour tous ces êtres, la détermination de glandes

(1) *Soc. micrograph. de Paris*, 19 nov. 1866. *Journal de l'Anatomie*, 1868, t. V, p. 210.

(2) Voir, pour plus de détails, Milne Edwards, *Leç. sur la physiol.*, t. V, p. 415 et suiv.

sécrétant un liquide peptique a été jusqu'ici regardée comme impossible.

Pour ce qui concerne les Mollusques et les Insectes, nous avons des notions qu'on serait tenté, au premier abord, de regarder comme assez complètes. Cependant, quand on examine la question de plus près, on est étonné de voir à quel point il est difficile de trouver, chez ces Invertébrés, un organe stomacal produisant une sécrétion analogue à la sécrétion acide et pepsique des Vertébrés. Un examen attentif du tube digestif de ces animaux prouvera la vérité de cette proposition. Nous examinerons successivement l'estomac des Acéphales, des Gastéropodes et des Céphalopodes.

Chez les Acéphales, l'entrée du canal alimentaire est garnie de tentacules labiaux dont la surface est hérissée de cils vibratiles. L'œsophage est court, et conduit dans une poche plus ou moins dilatée qu'on appelle communément estomac. Cet estomac renferme un corps styliforme, cartilagineux, qui paraît destiné à jouer le rôle d'un appareil dentaire. En tout cas, il ne contient pas de glandes, et ses parois sont revêtues d'une couche cuticulaire.

Pour nous rendre un compte exact de la nature de cette couche cuticulaire, nous n'avons qu'à nous rappeler ce qu'on voit sur la muqueuse intestinale des Vertébrés. Les cellules cylindriques, rangées à côté les unes des autres, sont surmontées d'une sorte de plateau qui paraît leur être adhérent, et qui n'est en somme que l'épaississement de la paroi cellulaire qui regarde la cavité digestive. Que si nous supposons cette paroi épaissie se soudant par ses bords à la paroi homologue des cellules voisines, nous aurons une membrane plus ou moins épaisse, qui, si elle perd la trace de son organisation primitive, apparaîtra comme une membrane homogène, que les réactifs montreront plus ou moins striée, et qui ira recouvrir les parois épithéliale, musculeuse, et lamineuse de l'œsophage et de l'estomac.

Or, chez les Acéphales, comme chez tous les Mollusques, cette paroi cuticulaire tapisse tout le tube digestif, et c'est elle qui donne naissance aux prolongements styliformes qu'on voit dans l'estomac. Il n'y a chez ces animaux ni glandes salivaires ni glandes gastriques. Le premier organe de sécrétion semble être, le foie dont les conduits viennent déboucher dans l'estomac. Il est donc manifeste qu'il n'y a pas d'estomac pepsique. Immédiatement au-dessous de l'appareil masticateur, le tube digestif reçoit les produits biliaires. Or, chez les Vertébrés, c'est entre l'appareil masticateur et l'orifice des conduits hépatiques que se trouve placé l'estomac. Le mélange de la bile, fortement alcaline, avec le suc gastrique acide rend inadmissible l'existence d'un estomac pepsique, dans lequel la bile viendrait affluer; et, comme au-dessus de l'appareil biliaire il n'y a qu'un estomac masticateur, revêtu d'une cuticule et dépourvu de glandes, on est amené forcément à conclure que, chez les Acéphales, l'estomac véritable, c'est-à-dire sécrétant le suc gastrique, n'existe pas.

Chez les Gastéropodes, l'appareil masticateur interne est aussi très-développé. Le tube digestif se renfle en plusieurs points, pour former une sorte de jabot ou de gésier et un certain nombre de dilatations stomacales, qui sont plus ou moins musculeuses, mais où l'on ne voit jamais de glandes. Comme pour les Acéphales, il faut attribuer les formations calcaires (carbonate de chaux) qui tapissent l'estomac à des épaississements de la cuticule. Ces concrétions calcaires prennent toutes les formes ; elles acquièrent quelquefois un très-grand développement, par exemple chez les Aplysies. Parfois, dans les premières voies digestives, la cuticule manque; mais on ne trouve pas pour cela d'épithélium glandulaire (1). L'épithélium est tantôt cylindrique, tantôt vibratile, même chez des espèces voisines. Leydig (2) a montré que, chez la Paludine vivipare, la plus grande partie de l'estomac et de l'œsophage est garnie de cellules à cils vibratiles, mais que, par places, la cuticule de ces cellules s'est épaissie, et a fini par produire de véritables membranes

(1) Voyez, dans la planche placée à la fin, la figure 5, qui représente l'estomac de l'Helix. Il n'y a pas d'appareil glandulaire stomacal.

(2) *Zeitsch. f. wiss. Zool.*, t. II, p. 162.

cartilagineuses. Le fait est intéressant, car il nous montre le rapport qui existe entre la cuticule interne, l'épithélium vibratile et les plaques calcaires qui revêtent l'œsophage et l'estomac (intestin antérieur) des Mollusques.

Cependant, chez les Gastéropodes, on trouve un appareil sécréteur qui, par son volume et sa constance chez les divers genres, semble avoir une certaine importance. On le décrit toujours sous le nom de glandes salivaires. Cet appareil est toujours pair et symétrique, et il existe tantôt une, tantôt deux paires de glandes salivaires. Ces glandes semblent constituées par des cellules sécrétoires assez volumineuses, qui tantôt sont closes, tantôt, au contraire, disposées de telle sorte que la paroi cellulaire forme un canal excréteur. Le canal excréteur, plus gros, qui reçoit le produit de sécrétion de toutes ces cellules est tapissé de cils vibratiles.

Au point de vue physiologique, on a pu démontrer que ces glandes sécrétaient un liquide acide, contenant même de l'acide sulfurique libre (1). S'il en était ainsi, aurait-on le droit de les appeler glandes salivaires? la sécrétion d'un liquide acide ne paraît-elle pas caractériser l'estomac? Et puisque la salive est alcaline chez les Vertébrés, une glande acide peut-elle être appelée glande salivaire? Remarquons en outre que les cellules sécrétoires semblent closes, au moins chez certaines espèces, et qu'il y a une analogie remarquable entre leur forme et celle des cellules pepsiques de l'estomac des vertébrés (2). D'un autre côté, leur canal excréteur se termine dans la cavité buccale. On voit donc que la question est douteuse, et qu'avant de décider si ces glandes sont les homologues physiologiques des glandes salivaires ou des glandes gastriques, il y aurait peut-être lieu de faire de nouvelles recherches.

Chez les Gastéropodes pélagiques, l'estomac peut être regardé comme une dépendance du foie et du système circulatoire;

(1) Au moins chez les *Dolium*, *Cassis*, *Cassidaria*, *Tritonium*. — Troschel, *Berlin, Monatsb.*, 1854, p. 436. — Panceri, *Comptes rendus de l'Ac. de Naples*, 1868.

(2) Voy. la figure schématique donnée par Leydig, *Histologie comparée*, trad. franç., p. 395, fig. 188 A.

il est douteux que l'estomac rameux tapissé de cellules hépatiques soit l'homologue de l'estomac pepsique des Vertébrés. C'est bien plutôt un intestin qu'un estomac véritable.

Chez les Céphalopodes, le tube digestif se renfle en plusieurs dilatations : on trouve aussi des glandes salivaires. Au-dessous de ces estomacs musculeux et cornés, débouchent les conduits hépatiques et les produits de sécrétion d'un organe spécial, assimilé par quelques auteurs au pancréas : ici encore un appareil glandulaire stomacal fait défaut (1).

Nous voyons donc que, chez les Mollusques, si l'appareil musculeux et masticateur de l'estomac est constant et développé, l'appareil peptogène fait défaut constamment, et qu'on ne peut y trouver l'homologue physiologique de la couche muqueuse de l'estomac, qui, chez les Vertébrés, sécrète la pepsine.

Chez les Arthropodes, l'étude de la sécrétion gastrique présente des particularités intéressantes : cependant nos données sont encore assez imparfaites sur ce point.

En premier lieu, chez les Crustacés, la paroi interne des premières parties du tube digestif est tapissée d'une cuticule coriace et résistante, laquelle est, par places, absolument calcaire et hérissée de prolongements filiformes analogues aux poils unicellulaires de certains végétaux. Chez les Crustacés inférieurs il n'y a pas de renflement stomacal, tandis que les Décapodes ont un estomac nettement caractérisé dans lequel l'œsophage vient déboucher en formant un angle droit. Cet estomac, triturant et garni de chitine, est donc un estomac masticateur analogue au gésier, et non un estomac sécrétant de la pepsine. Cependant, ainsi que je le démontrerai plus loin, l'estomac de la Langouste et de l'Écrevisse possède une activité chimique notable. Il est donc assez surprenant qu'il n'existe pas de glandes à pepsine à côté de l'appareil masticateur. Ces glandes devraient se trouver dans l'estomac même, et non à côté de l'estomac, puisque, dans mes expériences, j'ai obtenu des digestions artificielles en ne prenant que l'estomac seul, à l'exclusion des

(1) Pour plus de détails, voy. Milne Edwards, loc. cit., t. V, p. 355 et suiv.

corps verts qu'on voit chez quelques Décapodes à côté de l'œsophage. D'ailleurs, M. Milne Edwards a montré que ces glandes débouchent à l'extérieur du corps par un orifice pratiqué dans le tubercule auditif (1). Il existe encore, chez certains Crustacés, des organes glandulaires, qui semblent aboutir à la cavité buccale. On a noté aussi l'existence de cœcums pyloriques, souvent très-longs, disposés par paires plus ou moins nombreuses et débouchant dans le pylore (2). Chez l'Écrevisse, ces appendices pyloriques sont remplacés par une paire de vésicules ovoïdes. Il est probable qu'il s'agit là d'organes sécréteurs; mais on n'a pas encore déterminé rigoureusement leur fonction. En tout cas, j'ai cherché longtemps à déterminer des cellules glandulaires dans l'estomac des Écrevisses, et je n'ai pu réussir à trouver sous la cuticule le moindre appareil sécréteur.

Les Arachnides sont peut-être les seuls Invertébrés chez lesquels on ait constaté avec certitude la présence d'un véritable suc gastrique, apte à opérer des digestions artificielles. En effet, les belles recherches de M. Blanchard (3) ont montré qu'un liquide acide, chez les Scorpions, arrivait dans l'estomac. Ce liquide est sécrété par une masse de tissu glandulaire, organisée comme une glande en grappe, et logée dans la région frontale. Elle donne naissance à deux conduits qui débouchent directement dans l'estomac. Avec le liquide sécrété par ces glandes, M. Blanchard a réussi à faire des digestions artificielles. Ces organes avaient été, par Newport et J. Müller, considérés comme des organes salivaires, et il est intéressant de comparer cette erreur à l'opinion générale qu'on émet sur la nature des glandes salivaires des Mollusques. Peut-être arrivera-t-on à reconnaître que ces glandes, appelées salivaires, ne sont en somme que des glandes pepsiques, pour les Mollusques comme pour les Scorpions. On trouve encore des glandes qui paraissent être les ho-

(1) *Hist. natur. des Crustacés*, t. I, p. 124, pl. 12, fig. 10.
(2) Milne Edwards, *Atlas du règne animal*, fig. 2 et 4.
(3) *Organisation du règne animal. Arachnides*, p. 61, pl. 4 et 6.

mologues des glandes gastriques du Scorpion, au moins d'après M. Blanchard; car quelques zoologistes (Kittary) en font des glandes salivaires, et d'autres en font des glandes pancréatiques. C'est chez les Galéodes que cet appareil est le plus développé. Chez les autres Araignées, l'estomac se dilate, et forme des cœcums plus ou moins nombreux, plus ou moins longs, mais qui semblent se rapprocher des formes du tube digestif qu'on voit chez les Mollusques Phlébentérés. Le foie des Aranéides s'ouvre dans l'estomac par des conduits biliaires très-larges, qui semblent de véritables cœcums gastriques.

L'appareil digestif antérieur des Insectes présente des organes de sécrétion moins développés que chez les Aranéides. Comme chez les Mollusques, il y a une cuticule interne qui devient quelquefois extrêmement résistante, comme cornée, et sert à la mastication. D'après la classification adoptée par les entomologistes (L. Dufour, Milne Edwards), cet estomac musculeux serait le gésier. Au-dessus du gésier, est une sorte de réservoir qu'on appelle le jabot. Au-dessous est un estomac glandulaire ou ventricule chylifique. Le ventricule chylifique est constant chez tous les Insectes, long chez les Insectes phytophages, au contraire court et étroit chez les Insectes suceurs. D'après Sirodot (1), la cuticule fait défaut dans le ventricule chylifique, et on y trouve des cellules ovoïdes ou sphériques, paraissant se renouveler rapidement. Sous cette couche épithéliale est une membrane transparente qui recouvre une couche musculaire. Dans l'épaisseur de cette couche musculaire sont logées des glandules, composées elles-mêmes de cellules analogues aux cellules à pepsine de l'estomac des Vertébrés. Cette disposition se voit surtout chez les Coléoptères carnassiers, et c'est évidemment l'appareil glandulaire stomacal qui se rapproche le plus de ce que l'on voit chez les animaux supérieurs. Comme chez les Vertébrés, il y a de grandes différences dans l'aspect extérieur de ces glandes; mais ces variétés dans la conformation externe sont d'une importance

(1) *Ann. des sc. natur.*, t. X, 1858. *Recherches sur les sécrétions chez les Insectes*, p. 481.

secondaire (1). Ce n'est guère que chez les Coléoptères qu'on voit une telle perfection dans la structure du tube digestif (2).

Dans le ventricule chylifique, à la partie inférieure, débouchent encore des conduits qui semblent être destinés à l'excrétion urinaire (tubes de Malpighi), et qui par conséquent n'ont aucun rapport avec les sécrétions digestives.

De tous ces faits nous devons conclure qu'il n'y a pas de glandes stomacales chez la plupart des Invertébrés, sauf chez les Insectes, qui paraissent avoir un appareil glandulaire peptique assez bien développé. Nous sommes amené à cette conclusion, à la fois par nos recherches personnelles, qui nous ont montré l'absence complète de glandes chez les Crustacés comme chez les Mollusques, et par le silence de tous les auteurs à ce sujet (3). Cependant, il ne faut pas regarder la question comme jugée, et un examen attentif de l'estomac des divers Invertébrés montrerait peut-être des cellules glandulaires. Malheureusement, cette étude n'a pas été entreprise.

II

De la constitution chimique du suc gastrique.

Le suc gastrique pur, tel qu'on peut le recueillir sur un Chien à qui on a fait une fistule, est un liquide incolore, filant, facilement filtrable, ayant peu d'odeur, et présentant une réaction franchement acide. Il ne s'altère pas facilement, et Vulpian a pu montrer aux élèves qui suivaient son cours, en 1875 (4), du suc

(1) Pour plus de détails sur les glandes peptiques du ventricule chylifique des Coléoptères, voy. Sirodot, *loc. cit.*—Ramdohr, *Abhandlung ueber den Verdauungswerkzeug der Insecten.*— Léon Dufour, *Ann. des sc. natur.*, passim.

(2) Il y a exception pour le Fourmilion. Voy. Milne Edwards, loc. cit., p. 611.

(3) Nos recherches histologiques, malheureusement trop courtes, ont été faites dans le laboratoire de M. le professeur Robin.

(4) Cours publié dans le Journal *l'École de médecine*, 1875, p. 27.

gastrique recueilli en 1863 par Longet et n'ayant pas d'altération apparente.

L'histoire chimique du suc gastrique comprend, d'une part, l'étude de l'acide libre, et d'autre part, l'étude de la pepsine.

Au premier abord, la détermination de l'acide libre dans le suc gastrique ne paraît pas avoir grande importance. En effet, Claude Bernard a montré que tous les acides agissaient de la même manière vis-à-vis de la pepsine. Selon Heidenhain, l'acide le plus actif dans les digestions artificielles serait l'acide azotique, lequel n'existe certainement pas dans le suc sécrété par l'estomac.

Toutefois c'est un problème très-intéressant, au point de vue de la nature même des sécrétions. Il est très-remarquable qu'un milieu alcalin comme le sang, donne naissance à un produit acide comme le suc gastrique. En outre, on peut se demander si c'est une sécrétion véritable, ou une sorte de fermentation, et enfin, ne fût-ce qu'au point de vue chimique pur, c'est un problème d'autant plus intéressant qu'il est plus difficile à résoudre.

D'ailleurs un très-grand nombre de chimistes ont traité la question, et nous allons résumer les principaux faits mis en lumière par eux.

Les expériences de Berzelius (1) tendaient à faire admettre que l'acidité de l'estomac était due à l'acide lactique qu'on rencontre dans tous les liquides animaux. Mais les expériences de Prout (2), répétées par Children (3), semblèrent prouver que l'acide libre était l'acide chlorhydrique.

Voici l'expérience de Prout. Il prenait le contenu de l'estomac d'un Lapin, l'étendait d'eau, le filtrait et le divisait en trois portions. La première était calcinée, et le chlore était dosé après la calcination. La seconde, exactement neutralisée, était de même calcinée, et le chlore dosé après calcination. La troisième portion était mêlée à un excès de potasse calcinée, et le chlore

(1) *Annales de chimie et de phys.*, 1813, t. LXXXVIII.
(2) *Philos. Transact*, 1825. — *Ann. de chim. et de phys.*, t. XXVII, p. 36.
(3) *Ann. de chim. et de phys.*, t. XXVII, p. 41.

dosé après calcination. Prout pensait obtenir par différence, d'une part, la quantité de chlore libre, d'autre part, la quantité de chlore libre mêlée au chlorhydrate d'ammoniaque qui se serait dégagé pendant la calcination avec un excès de potasse. Mais la méthode et les analyses de Prout étaient assez défectueuses, et il est inutile d'y insister.

M. Chevreul (1) éleva quelques objections contre l'expérience de Prout, et conclut que l'acide libre était de l'acide lactique. Leurét et Lassaigne (2) firent de même, et Prout défendit ses expériences (3). Tiedemann et Gmelin (4) pensèrent que l'acidité était due à l'acide acétique, qui selon eux perdrait sa volatilité lorsqu'il est combiné aux matières animales. Frerichs (5) trouva de l'acide butyrique. Blondlot (6) pensa que l'acide libre était un sel acide, du phosphate acide de chaux; mais ces trois opinions furent à peu près adoptées seulement par leurs auteurs, et le problème se limita à l'acide lactique et à l'acide chlorhydrique.

Il serait fastidieux d'énumérer en détail toutes les opinions des divers auteurs; le seul point de vue vraiment intéressant, c'est la méthode employée, et les faits nouveaux mentionnés par eux. Aussi, relativement aux expériences de Tiedemann et Gmelin, et à celles de Frerichs, suffira-t-il de reconnaître qu'il y a quelquefois un peu d'acide acétique, et quelquefois un peu d'acide butyrique dans l'estomac. Nous verrons plus loin pourquoi il est nécessaire d'adopter cette conclusion. On doit admettre aussi, avec Blondlot, qu'il peut se rencontrer du phosphate acide de chaux ; mais il faut pour cela des circonstances exceptionnelles. Le suc gastrique des Chiens nourris avec des os (7) a dû nécessairement dissoudre des phosphates calcaires : or, dans une liqueur acide, le phosphate basique de chaux devient acide :

(1) Cité par Milne Edwards, *Leçons sur la physiol.*, etc., t. VII, p. 25.
(2) *Loc. cit.*
(3) *Ann. of philosophy*, déc. 1829.
(4) *Traité de la digestion*, 1826.
(5) Wagners *Handwörterb*, t. III, p. 781.
(6) *Traité anal. de la digestion*, 234, 1843.
(7) Lehmann, *Lehrb. der physiol. Chemie*, t. III, p. 335.

donc il est très-probable, ainsi que Blondlot l'a constaté, qu'il y a quelquefois dans le suc gastrique des Chiens du phosphate acide de chaux.

L'expérience fondamentale de Blondlot est des plus simples : il prend du suc gastrique très-fortement acide, essaye de le saturer avec du carbonate de chaux; mais le carbonate de chaux ne se dissout pas, il ne se dégage pas d'acide carbonique, comme cela aurait certainement lieu si l'acide libre était, soit de l'acide chlorhydrique, soit même de l'acide lactique, le phosphate acide de chaux étant le seul corps acide n'attaquant pas la craie.

Schiff (2) reconnut, en partie du moins, l'exactitude des opinions de Blondlot, et vit que jamais le suc gastrique ne peut être complétement neutralisé par la craie. Cependant Melsens (3) parvint à dissoudre une certaine quantité de spath (carbonate de chaux cristallisé pur). Mais Blondlot réfuta ces expériences en admettant, d'une part, qu'il pouvait y avoir une petite quantité d'acides chlorhydrique ou lactique libres; d'autre part, que la diminution du poids du spath tenait à l'agitation mécanique qui brise les petits angles du cristal. Il fit, en outre (1851), une autre expérience très-intéressante. Après avoir constaté que le carbonate calcaire ne se dissout pas dans le suc gastrique, il prit une quantité déterminée de ce liquide et l'évapora presque à siccité. A ce moment il se dégage de l'acide chlorhydrique, par la décomposition (selon Blondlot) du phosphate acide de chaux et des chlorures, puis il remit de l'eau jusqu'à rendre au liquide son volume primitif. Or, dans ces conditions le liquide ainsi formé dissout le carbonate de chaux. Nous verrons plus loin la conclusion qu'on peut tirer de cette expérience, au point de vue de la nature de l'acide libre (3).

(1) Cité par Longet, t. I, p. 217.

(2) *Journal. de pharmacie et de chimie*, t. VII, p. 56, 1845.

(3) Landerer (cité par Milne Edwards, *Leç. sur la physiol.*, t. VII, p. 29) a trouvé que le suc gastrique d'un chacal faisait effervescence avec le carbonate de chaux, et contenait aussi du phosphate acide de chaux.

Cependant les expériences de Blondlot trouvèrent partout des contradicteurs. Les premiers furent Claude Bernard et Barreswil(1), qui, en distillant de l'eau, de l'acide lactique et du chlorure de sodium, obtinrent absolument les mêmes résultats qu'en distillant du suc gastrique. Ils firent encore une autre expérience, cette fois sur le suc gastrique inaltéré. Ils y ajoutèrent de l'acide oxalique, et virent qu'il se formait un trouble dû à l'oxalate de chaux, insoluble dans l'acide lactique. Or il suffit de deux millièmes d'acide chlorhydrique pour rendre solubles des traces d'oxalate de chaux.

Néanmoins l'acide lactique n'avait pas été isolé. Lehmann réussit, en 1847, à extraire du suc gastrique (de Chien) traité par la magnésie, un lactate de magnésie cristallisable dont il fit l'analyse. Remarquons seulement qu'une partie des Chiens sur lesquels il faisait ces expériences avaient mangé de la viande de cheval.

En 1850, parut le travail de Schmidt, qu'il compléta quelques années plus tard (2). Ce travail a d'autant plus d'importance qu'il a rencontré une approbation presque universelle, et que, depuis cette époque, l'existence de l'acide chlorhydrique libre dans le suc gastrique a été admise par la plupart des physiologistes.

Pour rendre la démonstration plus claire, prenons des chiffres fictifs : soient 1,000 gr. de suc gastrique, dont l'acidité est calculée, et répond à 2 gr. de chlore, je suppose. Si on analyse le chlore total contenu dans ces 1,000 grammes, on trouvera, par exemple, 4 gr. de chlore. Si ensuite on analyse les bases contenues dans ces 1,000 gr., on verra qu'elles ne peuvent saturer que 2.5 de chlore. Par conséquent, il y a forcément 1.5 de chlore libre dans le suc gastrique, et il ne peut exister qu'à l'état d'acide chlorhydrique ou d'un acide organique contenant du chlore.

Quant aux procédés chimiques employés par Schmidt, je me

(1) *Journ. de pharmacie et de chimie*, t. V, 1844 ; t. VII, p. 49, 1845.

(2) Voy. Hubbenet, *De succo gastrico*. Dorpat, 1850.—Bidder et Schmidt, *Die Verdauungssäfte*. Leipzig, 1852.

propose d'y revenir avec plus de détail en parlant de mes expériences.

Toujours est-il que Schmidt fit ces analyses sur des Chiens, des Moutons, et aussi sur une Femme atteinte de fistule gastrique à la suite d'un ulcère de l'estomac : il a été conduit à cette conclusion, que, dans le suc gastrique, il se trouve de l'acide chlorhydrique libre ; que, chez les moutons et les herbivores en général, il existe toujours, à côté de l'acide chlorhydrique, de l'acide lactique en quantité notable ; que la section des pneumogastriques abaisse la proportion de l'acide chlorhydrique, qui croît au contraire quand l'œsophage a été lié de manière à empêcher le mélange de la salive avec les liquides de l'estomac.

Je noterai que Maly a accessoirement repris l'expérience de Schmidt, et qu'il est arrivé aux mêmes résultats (1).

Je n'ai plus à mentionner que quelques expériences contradictoires et toutes récentes.

M. Rabuteau (2) a traité le suc gastrique par la quinine, et il a extrait le sel de quinine ainsi formé par l'alcool amylique. Dans ces conditions, il a pu toujours reconnaître du chlorhydrate et non du lactate de quinine. Il a trouvé aussi dans le suc gastrique des Poissons (Raie et Squale) des quantités notables d'acide chlorhydrique.

La même année, M. Laborde, dans un mémoire important (3), démontra que l'eau additionnée de trois millièmes d'acide chlorhydrique transforme l'amidon en sucre, quand la solution acide d'amidon est chauffée à 150° à cinq atmosphères. Or, dans ces conditions, le suc gastrique ne peut pas transformer l'amidon. En outre, si on met du bioxyde de plomb et du sulfate d'aniline dans une solution contenant de l'acide chlorhydrique, immédiatement on voit survenir une couleur acajou foncé que l'acide lactique ne peut pas produire.

(1) *Wiener Sitzber.*, t. LXIX. 1874,

(2) *Bullet. de la Soc. de biol.*, 1874, p. 96 et p. 400. — *Comptes rendus de l'Acad. des sciences*, 1873.

(3) *Mém. de la Soc. de biol.*, 1874, p. 63.

J. Reoch (1) admet qu'il existe de l'acide chlorhydrique avec des traces d'acide lactique, et il se fonde sur ce que le sulfocyanure de potassium, mélangé au citrate de fer et de quinine, se colore avec le suc gastrique (sulfocyanure de fer), coloration qui se produit avec les acides minéraux et jamais avec les acides organiques. Smith (2) a trouvé dans le suc gastrique d'un supplicié de l'acide lactique et non de l'acide chlorhydrique.

Szabò (3), étudiant le suc gastrique de l'homme, extrait de l'estomac dans différents cas normaux et pathologiques, et essayant l'action de ce liquide sur l'amidon, a conclu que les deux acides, lactique et chlorhydrique, coïncident souvent, mais que, dans les cas de dyspepsie, ce dernier acide fait défaut.

En résumé, il y a dans les opinions admises au sujet du suc gastrique une divergence complète entre les physiologistes. Les uns admettent qu'il y a de l'acide lactique, les autres de l'acide chlorhydrique; en sorte que la question, loin de faire des progrès, semble devenir de plus en plus obscure.

Cependant, tout d'abord, nous devons remarquer qu'un fait est toujours vrai. Peu importe qu'il soit bien ou mal interprété : par cela même qu'il a été vu par un expérimentateur consciencieux et attentif, il existe, et les plus beaux raisonnements ne viendront pas à bout de le renverser. Aussi croyons-nous que toutes ces expériences de Lehmann, de Blondlot, de Cl. Bernard, de Schmidt, sont vraies, mais que l'interprétation en a été souvent fautive.

Que faut-il, en effet, entendre par le mot *suc gastrique?* Il est clair que c'est la sécrétion pure de l'estomac, et que le mélange de cette sécrétion avec les liquides qu'une alimentation variable introduit dans la cavité digestive, change la nature de la sécrétion stomacale. En second lieu, le mucus et la salive jouent un rôle considérable, surtout en dehors de l'état de digestion. Il est donc essentiel, pour faire une bonne ana-

(1) *Journ. of. Anat. and physiol.*, t. XIV, p. 274.

(2) *Experiments of digestion. Philad. med., Times*, 1875, t. V, p. 308.

(3) *Beiträge zur Kenntniss der freien Säure des Magensaftes. Zeitsch. für Phys. Chemie.* 1877. p. 140.

lyse du suc gastrique, d'opérer sur des animaux à jeûn depuis longtemps, et dont l'estomac ait été bien lavé à plusieurs reprises. Cette condition ne paraît pas avoir été toujours exactement réalisée, surtout pour ce qui concerne les expériences de Lehmann, de Blondlot et même de Schmidt.

Cette remarque est d'une grande importance : en effet, M. Berthelot a démontré que, lorsque le sel d'un acide organique et un acide minéral sont en présence, l'acide minéral s'empare toujours de la base, tandis que la totalité de l'acide organique est mise en liberté (1). Nous exprimons cette loi d'une manière générale, sans entrer dans tous les détails de la question (2).

Cela étant bien démontré, il suffira qu'il arrive dans l'estomac des lactates, des malates, des acétates ou des butyrates, pour que l'acide libre du suc gastrique, si c'est de l'acide chlorhydrique, s'empare de la base de ces sels, et mette en liberté les acides lactique, malique, acétique ou butyrique. Or il serait bien plus difficile qu'on ne peut le supposer d'éliminer de l'alimentation tous les sels des acides organiques qui existent dans nos aliments. Supposons, par exemple, qu'on prenne de la viande : les lactates et sarcolactates de la chair musculaire seront décomposés, et, s'il y a de l'acide chlorhydrique libre, il ne tardera pas à diminuer à mesure qu'il déplacera l'acide sarcolactique qu'on rencontre dans le tissu musculaire. La même réaction aura lieu nécessairement avec les os ; du phosphate acide de chaux prendra naissance : l'acide malique, avec les fruits ; l'acide tartrique, avec le vin, etc., en sorte que, pendant la digestion, il se formera des acides nombreux, en dehors même de toute fermentation, par le seul fait d'une combinaison chimique. C'est ainsi que nous pouvons

(1) Maly (*Wiener Sitzber*, t. LXIX, 1874) a cru prouver que l'acide lactique pouvait déplacer le chlore des chlorures, et donner de l'acide chlorhydrique. Mais ses expériences sont évidemment erronées, et ce n'est pas par des dialyses qu'on peut démontrer le fait.

(2) Pour plus de détails, voyez le mémoire de M. Berthelot : *Ann. de chimie et de physique*, 4e série, t. XXVI, p. 396. 1872.

expliquer que Frerichs ait trouvé de l'acide butyrique, et que Gmelin ait trouvé de l'acide acétique. Nous-mêmes, dans l'étude des produits de la digestion du lait, nous avons trouvé des quantités notables d'acide butyrique, et ce fait n'a rien de surprenant. L'erreur est de vouloir qu'il y ait un seul acide, constant, toujours identique, aussi bien dans le suc gastrique pur que dans le suc gastrique mélangé aux aliments divers.

Il est donc nécessaire, pour avoir un résullat de quelque valeur, d'opérer sur du suc gastrique très-pur; c'est ce que j'ai fait en analysant, par une méthode se rapprochant de la méthode de Schmidt, le suc gastrique pur, extrait, par des procédés indiqués à la fin de ce travail, de la fistule stomacale de Marcellin R***.

Le suc gastrique était divisé en trois parties. Dans la première portion, l'acidité était dosée par la méthode colorimétrique et rapportée à un poids équivalent d'acide chlorhydrique. La seconde portion, additionnée d'une quantité notable d'acide azotique, était traitée par le nitrate d'argent, et le chlore dosé à l'état de chlorure d'argent par les procédés chimiques ordinaires. La troisième portion traitée, par quelques gouttes d'acide sulfurique, était calcinée jusqu'à ce qu'il ne restât plus que des sulfates (1).

Voici les résultats de ces deux analyses (calculées pour 1,000 grammes) :

	I (2)	II
Chlore total.	2.568	1.669
Chlore de l'acidité.	1.645	0.922
Chlore combiné aux bases, calculé d'après le dosage des bases à l'état de sulfates, comme si toutes les bases étaient du sodium (3).	0.989	0.837

(1) Cette opération est difficile, par suite du boursouflement de la matière organique, et exige beaucoup de précautions.

(2) Cette analyse a été faite par M. Guinochet, élève de l'École des hautes études.

(3) En calculant comme s'il n'y avait que du sodium, on fait une erreur qui tend à

Chlore combiné à l'ammoniaque.	0.355	0.355
Différence du chlore combiné et du chlore total.	1.224	0.477
Différence entre la somme du chlore combiné et du chlore de l'acidité d'une part, et, d'autre part, le chlore total.	0.421	0.446

Ces expériences permettent de conclure qu'il y a de l'acide chlorhydrique libre, ou plus exactement un *acide contenant du chlore.*

Cependant, comme différentes objections ont été faites (1) à la méthode de Schmidt, il est nécessaire d'insister sur quelques détails.

1). Dans la calcination des chlorures, une certaine quantité des chlorures se volatilise. et donne, par conséquent, un poids trop faible de base. Cette objection est assez fondée ; aussi ai-je modifié le procédé de Schmidt, et au lieu de doser les métaux à l'état de chlorures, les ai-je dosés à l'état de sulfates : or les sulfates sont fixes et la chaleur ne les volatilise pas. M. Laborde croyait que, selon M. Boussingault, les sulfates se volatilisent. Mais, d'après M. Boussingault, à une chaleur extrêmement forte (rouge blanc), et longtemps prolongée, une minime quantité, presque inappréciable, de sulfates de potasse et de soude disparaît. Or on peut complétement négliger cette perte insignifiante, et tous les chimistes dosent la potasse à l'état de sulfate dans un creuset de platine chauffé au rouge, sans se préoccuper de la volatilisation (?) du sulfate de potasse.

2). Le sulfate d'ammoniaque se volatilise.

Nous avons tenu compte de cette observation en dosant l'ammoniaque (2).

3). Les phosphates ne sont pas transformés par l'acide sulfurique, et au lieu de peser les sulfates, on pèse les phosphates :

augmenter le poids de chlore combiné. Car le potassium a un équivalent plus élevé que le sodium.

(1) Gélis, *Le lactate de fer*, in-18. Paris, 1877. — Laborde, *Bullet. de la Soc. de biol.*, 3 mars 1877.

(2) Voyez à la fin les dosages d'ammoniaque.

mais la différence entre l'équivalent de l'acide sulfurique et l'équivalent de l'acide phosphorique, n'est en poids que de $\frac{1}{20}$. Elle est par conséquent négligeable, d'autant plus que le poids de l'acide phosphorique contenu dans un litre de suc gastrique ne dépasse pas 0,5 décigramme (1). L'erreur ne dépasse donc pas 0,01 pour 1,000 grammes.

Telles sont les quelques observations que j'avais à présenter au sujet de l'analyse du suc gastrique par la méthode de Schmidt. La conclusion générale est qu'il existe dans le suc gastrique pur un acide libre contenant du chlore.

Les résultats sont différents quand le suc gastrique est mélangé aux matières alimentaires.

Voici les résultats de deux autres analyses :

	III	IV
Chlore total.	3.928	4.077
Chlore de l'acidité.	1.512	2.002
Chlore combiné, calculé comme ci-dessus.	(?) 4.035	3.599
Différence du chlore combiné et du chlore total.	— 0.107	+ 0.478
Différence entre la somme du chlore combiné et du chlore de l'acidité d'une part, et, d'autre part, du chlore total.	1.619	1.524

Comme on peut s'en assurer en comparant ce tableau au tableau précédent, les résultats ne sont plus les mêmes : dans un cas (Exp. III), le chlore total n'a même pas suffi à saturer toutes les bases, et par conséquent il faut admettre nécessairement que, dans le suc gastrique, quand il y a des aliments, il existe d'autres acides que l'acide chlorhydrique.

Ce n'est pas seulement sur le suc gastrique de l'homme que j'ai répété les expériences de Schmidt, mais aussi sur le suc gastrique des poissons.

(1) Voir plus bas l'analyse d'acide phosphorique (pages 36 et 37).

Malheureusement, à l'époque où je faisais ces expériences, il s'était déjà formé dans le suc gastrique une certaine quantité d'acides organiques, de sorte que l'acidité était certainement plus considérable qu'elle ne l'était au début.

Quoi qu'il en soit, voici le résultat de cette analyse calculée pour 1,000 grammes :

	V
Chlore total	3.932
Chlore de l'acidité	3.585
Chlore combiné aux bases, en calculant comme pour le sodium.	2.15
En calculant comme pour le potassium.	1.75
Moyenne.	1.95
Excès du chlore libre sur le chlore combiné.	1.98

L'exactitude de ce résultat s'est trouvée confirmée par les expériences suivantes.

Ce même suc gastrique de poisson a été soumis à la dialyse, et j'ai analysé séparément la partie qui avait été dialysée et celle qui n'avait pas passé à la dialyse.

(Les chiffres de la portion de suc gastrique dialysé sont rapportés à un volume égal de 1,000 kilogrammes.)

	VI Suc gastrique ayant passé à la dialyse.	VII Suc gastrique n'ayant pas passé à la dialyse.
Chlore total.	0.526	3.112
Chlore de l'acidité.	0.236	3.454
Chlore combiné aux bases, en calculant comme pour le sodium.	0.491	2.260
Comme pour le potassium.	0.396	1.840
Moyenne.	0.443	2.05
Excès du chlore libre sur le chlore combiné.	0.083	1.062

Par conséquent, il faut admettre que, dans le suc gastrique des Poissons comme dans celui de l'homme, du mouton et du chien, il y a du chlore libre, c'est-à-dire non combiné aux bases, aussi bien dans les parties de ce liquide qui sont dialysées que dans celles qui n'ont pas passé, au bout de vingt-quatre heures, à travers la membrane.

Comme, d'après quelques auteurs, le suc gastrique contient de l'acide lactique, j'ai essayé d'extraire cet acide du suc gastrique par une méthode analogue à celle qui a permis à Liebig d'extraire l'acide sarcolactique des muscles. Je rappellerai que, jusqu'ici, de nombreuses expériences avaient été faites pour démontrer indirectement et approximativement la présence de l'acide lactique, mais que Lehmann seul avait réussi à obtenir un lactate cristallisable.

On prend 1.000 grammes de suc gastrique mixte, c'est-à-dire mélangé aux aliments : on filtre, et on neutralise exactement avec du carbonate de soude. On évapore à consistance sirupeuse. On reprend par l'alcool, qui dissout tous les lactates, et qui, au bout de quelques heures, laisse déposer une masse glutineuse composée de matières albuminoïdes solubles dans l'eau et insolubles dans l'alcool froid (1). On filtre : on évapore à consistance sirupeuse, jusqu'à ce que tout l'alcool se soit évaporé. On reprend le résidu par l'éther anhydre, et on ajoute quelques gouttes d'acide sulfurique. L'acide sulfurique déplace l'acide lactique des lactates, et l'éther s'empare de presque tout l'acide lactique. On reprend l'éther, qu'on filtre. On évapore, et il reste un résidu jaunâtre, fortement acide, qui, traité par l'oxyde de zinc et l'eau bouillante, laisse, après filtration, déposer des cristaux d'un sel de zinc insoluble dans l'éther, à peine soluble dans l'alcool absolu bouillant, très-soluble dans l'eau bouillante, que l'analyse démontre être un lactate (2).

1,000 grammes de suc gastrique m'ont donné 0,583 de lactate de zinc desséché, ce qui fait environ 0,431 d'acide lactique. Or ces 0,431 milligrammes d'acide lactique équivalent à 0,17 d'acide chlorhydrique, et comme, dans ce suc gastrique examiné, l'acidité était de 2,002 (en acide chlorhydrique), on voit que l'acide lactique ne représentait même pas le dixième de l'acidité totale.

(1) Cette masse glutineuse, insoluble dans l'alcool à froid, contient beaucoup de leucine. Malheureusement, au moment où je faisais ces expériences, mon attention n'était pas portée sur ce sujet.

(2) Ce sel de zinc, chauffé à 130°, perd 7.52 de son poids. Calciné avec l'acide sulfurique, il donne un poids de sulfate de zinc qui répond à la formule ($C^6 H^5 Zn O^6$).

Oxyde de zinc, calculé : 0,113 ; trouvé : 0,102.

Voici comment j'ai procédé pour doser l'acide phosphorique dans le suc gastrique mixte : 500 centimètres cubes de suc gastrique ont été évaporés au bain-marie, jusqu'à ne plus former que 100 cc. de liquide. Dans ce liquide, additionné de quelques gouttes d'acide acétique, on met 5 grammes d'acétate de soude, de manière que la liqueur contienne de l'acide acétique libre. On a versé alors dans la liqueur du perchlorure de fer, jusqu'à ce que rien ne se précipite plus. Au bout de vingt-quatre heures de repos, le précipité a été recueilli et lavé : les eaux de lavage ont été réunies au liquide qui avait filtré et évaporées, de manière à être ramenées à environ 100 cc. On s'est assuré que le précipité ne contenait plus de traces d'acide phosphorique.

Dans la liqueur limpide contenant tous les phosphates, on a ajouté du sulfate de magnésie et de l'ammoniaque. On a recueilli le précipité de phosphate ammoniaco-magnésien qui s'était formé. Ce précipité a été calciné et, par l'addition de quelques gouttes d'acide azotique, transformé en pyrophosphate de magnésie.

Le résultat du calcul a donné pour 1,000 grammes : 0,318 d'acide phosphorique anhydre (PO^5), soit 0,439 d'acide phosphorique hydraté ($PO^5,3HO$).

Toutefois toutes ces analyses ont le grand inconvénient d'altérer le suc gastrique et de ne pas démontrer directement la présence de tel ou tel acide. Aussi peut-on comprendre qu'elles n'entraînent pas la conviction : c'est presque par sentiment, et non par des preuves scientifiques, qu'on est amené à admettre l'existence de tel ou tel acide, plutôt que de tel ou tel autre. Aussi les discussions sur ce sujet sont-elles d'autant plus passionnées qu'elles ont moins le caractère scientifique.

Je vais exposer ici en détail les résultats que m'a donnés une méthode nouvelle dont le principe est dû à M. Berthelot (1), et qui a le grand avantage de ne pas altérer la nature du liquide organique et de pouvoir se faire facilement un grand nombre de fois (2).

(1) *Ann. de chimie et de physique*, 4e série, t. XXVI, p. 396.

(2) Voy. mes deux notes sur ce sujet dans les *Comptes rendus de l'Acad. des sciences*, 25 juin, 16 juillet 1877.

Voici quel est le fait découvert et étudié par M. Berthelot. Quand on agite une solution aqueuse d'un acide avec l'éther, l'éther et l'eau se partagent l'acide suivant un rapport constant, qu'on peut appeler le *coefficient de partage*, et dont la valeur numérique caractérise chaque acide. Pour les acides minéraux, ce coefficient est très-élevé, supérieur à 500, c'est-à-dire que l'éther ne les enlève pour ainsi dire pas à l'eau, au moins quand les acides ne sont pas trop concentrés. Pour les acides organiques, il est bien plus faible ; c'est-à-dire que l'éther agité avec de l'eau qui renferme un acide organique, enlève à l'eau une portion notable de cet acide.

En tout cas, quel que soit l'acide, on peut vérifier ces deux lois :

1). Le coefficient de partage est indépendant du volume relatif des dissolvants ;

2). Il varie avec la concentration et le température.

On peut donc, par cette méthode, déterminer avec certitude, dans un liquide organique ou minéral ne contenant qu'un seul acide, la nature organique ou minérale de cet acide. C'est ainsi que M. Berthelot a pu démontrer ce fait, confirmé par les lois de la thermochimie: que les acétates, les tartrates, les benzoates, traités par l'acide sulfurique ou l'acide chlorhydrique, étaient détruits, et qu'il se formait des sulfates ou des chlorures d'une part, et d'autre part des acides acétique, tartrique ou benzoïque.

Pour rendre plus clair ce qu'on entend par coefficient de partage, prenons un exemple. Soient 100 grammes d'eau contenant 11 grammes d'acide lactique, 100 grammes d'éther agités avec l'eau prendront 1 gramme d'acide lactique, et, si on mesure l'acidité finale des deux liqueurs, on verra que celle de l'eau est de 10, celle de l'éther de 1; que, par conséquent, le coefficient de partage est de 10. Mais si nous supposons le volume de l'eau dix fois plus considérable, et si nous comparons un même volume (100 grammes) d'eau à un même volume (100 grammes) d'éther, 100 grammes d'eau ne contiendront plus que 1.1 gramme d'acide, et, après l'agitation avec l'éther, 1.0, l'éther ayant une acidité de 0.1.

Donc le coefficient de partage est le rapport qui existe, après qu'on a agité de l'eau acide avec de l'éther, entre la quantité d'acide contenue dans un certain volume d'éther et celle qui existe dans une même quantité d'eau éthérée.

Ainsi, pour un acide donné, il suffira de faire deux titrages acidimétriques ; on aura, en prenant le rapport de ces deux acidités, le coefficient de partage de cet acide. Naturellement, le chiffre varie avec chaque acide. Voici quelques chiffres trouvés par M. Berthelot :

Acide succinique.	C = 6.0
Acide benzoïque.	C = 1.8
Acide oxalique.	C = 9.5
Acide acétique.	C = 1.4
Acide tartrique.	C = 96.0

J'ai déterminé le coefficient de partage de l'acide lactique, et je l'ai trouvé variant, suivant la concentration, de 8.8 pour des liqueurs concentrées, de 11 pour des liqueurs très-diluées. On peut donc admettre une moyenne de 10, à la température ordinaire.

Examinons maintenant ce qui se passe dans le cas où deux acides libres existent dans le liquide. Chacun d'eux, comme M. Berthelot l'a encore démontré, se comportera comme s'il était seul. Si l'un d'eux est très-soluble dans l'éther (comme l'acide acétique, par exemple), et l'autre insoluble, comme l'acide sulfurique, le premier titrage acidimétrique ne pourra rien apprendre. Mais si on reprend par l'eau distillée l'éther qui a enlevé une portion de l'acide acétique, et qui n'a pas pris de traces appréciables d'acide sulfurique, on retrouvera évidemment le coefficient de partage (1.4) de l'acide acétique.

Si on fait, sur le liquide dans lequel sont les deux acides, une série de traitements successifs par l'éther, comme, à chaque traitement, la quantité totale d'acide acétique va en diminuant, on aura une série de coefficients de partage allant en croissant, à mesure que le liquide sera plus riche en acide sulfurique relativement à l'acide acétique.

En appelant

$$R_1 \quad R_2 \quad R_3$$

ces différents rapports de partage, on aura :

$$R < R_1 < R_2 < R_3.$$

Au contraire, s'il n'y avait qu'un seul acide, le coefficient de partage serait toujours identique :

$$R = R_1 = R_2 = R_3, \text{etc.}$$

Ici, nous ne supposons que des cas très-simples, un acide très-soluble et un acide insoluble; mais la question peut être très-compliquée, car la différence de solubilité relative dans l'éther de deux acides différents peut être moins considérable. Alors, il faudrait faire un plus grand nombre de déterminations, de la manière suivante :

Soient deux acides, l'un soluble, l'autre très-soluble dans l'éther. Soit R le premier rapport de partage. Si nous appelons R' le rapport de partage qu'on obtient en agitant l'éther acide avec de l'eau distillée, nous aurons évidemment :

$$R > R'.$$

Si, avec cet éther acide, nous faisons une série de traitements successifs par l'eau, comme nous avóns fait plus haut une série de traitements de l'eau acide par l'éther, nous enlèverons de plus en plus l'acide moins soluble dans l'éther, et, au bout de quelques traitements, nous finirons par avoir un chiffre invariable, qui sera le véritable coefficient de partage de l'acide très-soluble dans l'éther :

$$R' > R'_1 > R'_2 > R'_3 > R'_4$$

et le coefficient de partage le plus petit (R'_4), je suppose, sera celui que nous cherchons pour l'acide très soluble dans l'éther. Au contraire, pour le liquide aqueux, épuisé successivement par l'éther, le rapport de partage ira en croissant, jusqu'au moment où nous serons arrivés à une limite presque invariable, c'est-à-dire au coefficient de partage le plus fort (R_4), je suppose, qui sera celui que nous cherchons pour l'acide moins soluble dans l'éther :

$$R < R_1 < R_2 < R_3 < R_4$$

On pourrait encore, dans des cas plus compliqués, reprendre les liqueurs éthérées ayant servi à obtenir les coefficients :

$$R'_1\ R'_2\ R'_3\ R'_4$$

et les traiter séparément par l'eau.

Mais ces déterminations ne seraient nécessaires que s'il existait trois ou quatre acides ; d'ailleurs, elles ne seraient possibles qu'avec une grande quantité de matière et des acides très-concentrés.

Cela posé, je vais brièvement décrire le mode d'opération que j'ai mis en usage.

Le suc gastrique étant agité pendant quelques minutes dans un tube gradué avec de l'éther (1), après avoir laissé reposer pendant quelque temps les deux liqueurs, je les séparais rapidement en filtrant l'éther, pour qu'il ne fût pas mélangé à de petites gouttelettes aqueuses en suspension. En général, l'éther n'étant que très-faiblement acide, il est bon, pour éviter les erreurs tenant à une trop grande dilution, de prendre pour le dosage 40 centimètres cubes d'éther ou même plus, qu'on évapore en partie avec précaution. Il est facile de ramener le chiffre obtenu au volume de 10 centimètres cubes. Comme l'eau de chaux ne serait pas facilement neutralisée par l'acide dissous dans l'éther, il est bon d'ajouter à l'éther quelques gouttes d'eau distillée et d'alcool, qui enlèvent facilement à l'éther l'acide qu'elle renferme ; à mesure que les acides sont saturés par la chaux, l'eau enlève de nouveau l'acide de l'éther jusqu'à ce que l'éther soit complétement neutre. La substance colorante dont je me servais était la phtaléine du phénol, qui, incolore dans les acides, se colore en rose dès que la liqueur devient alcaline.

(1) Il est inutile de dire qu'il faut de l'éther absolument neutre et dépourvu d'alcool. On l'obtient à un état de pureté suffisante en le lavant plusieurs fois avec de l'eau, et le distillant ensuite sur de la chaux.

Quand on a affaire à des acides minéraux énergiques, la vivacité de la teinte est extraordinaire : avec des acides organiques, surtout s'ils sont dilués, la limite est plus difficile à apercevoir. Je compte revenir sur ce point.

On peut ainsi faire en une journée de nombreuses déterminations, et ce procédé est certainement le plus rapide que je connaisse pour la détermination des acides organiques contenus dans les liquides complexes.

J'arrive maintenant aux résultats mêmes que m'a donnés cette méthode, dans l'analyse du suc gastrique.

1). Suc gastrique d'homme pur (extrait de la fistule gastrique) :

A. Suc gastrique très-frais.	21.7	R = 217.
Éther (1).	0.1	
B. Suc gastrique d'un jour.	27.5	R = 137.
Éther.	0.2	
C. Suc gastrique d'un jour.	13.3	R = 133.
Éther.	0.1	
D. Suc gastrique de deux jours.	19.9	R = 99.5
Éther.	0.2	
E. Suc gastrique de six jours.		R = 60.8
I. Suc gastrique de huit jours.		R = 66.0
J. Suc gastrique de trois mois.		R = 16.9

Pour le liquide qu'on extrait de la caillette des veaux préalablement lavée, on obtient aussi le même résultat : le rapport de partage est d'autant plus élevé que le suc gastrique est plus pur et plus frais.

2). Extrait par l'eau à 40° de la muqueuse stomacale des veaux :

A'. Liquide frais.

Eau.	8.8	R = 88
Éther.	0.1	

(1) La détermination ne doit pas être poussée plus loin, et on ne peut, avec des solutions aussi diluées, avoir une plus grande approximation. Une deuxième décimale ne donnerait qu'une précision apparente. Chaque unité répond à 0.0005 de chaux.

B'. Le même (au bout de quatre jours), altéré et putréfié :

Eau.	5.1	R = 12.7
Éther.	0.4	

De ces chiffres il résulte que le suc gastrique pur et frais contient uniquement un acide minéral, ou plus exactement un acide insoluble dans l'éther ; s'il vieillit, il s'y forme des acides organiques, et, si l'on suppose ces acides constitués uniquement par de l'acide lactique, dans le suc gastrique vieux, il y a une partie d'acide lactique, pour une partie d'acide minéral, l'acide lactique se produisant dans le liquide par une sorte de fermentation lente, plus ou moins analogue à la putréfaction.

Nous reviendrons plus loin sur le sens qu'il faut donner à ce mot de putréfaction : toutefois il convient dès maintenant d'appeler l'attention sur ce fait : que le suc gastrique, aussitôt après son extraction, s'altère et se modifie. On avait cru que le suc gastrique était, par une sorte de privilége merveilleux, soustrait aux altérations que subissent les autres liquides organiques. On voit qu'il n'en est rien, et, quoique son odeur comme son aspect extérieur n'aient pas varié, sa composition chimique éprouve des variations considérables, aussitôt qu'il a quitté l'organisme.

Tel est, en effet, le sort de tous les liquides qui existent dans le corps des animaux. Ils sont toujours à l'état de composition chimique instable, et leur constitution change à chaque instant. Cela est vrai pour le sang, qui, dès qu'il a quitté le vaisseau qui le contenait, se coagule et perd ses propriétés. Cela est vrai pour le liquide musculaire, qui devient acide, puis se coagule : cela est vrai pour le lait, comme Sinéty l'a montré récemment dans un travail intéressant (1).

Cette altération chimique correspond, pour les éléments, à des altérations de structure, de sorte que, pour les examiner, on ne peut pas attendre : il faut les prendre vivants et les fixer par des réactifs, si l'on veut avoir des notions exactes sur la nature des éléments vivants.

Le suc gastrique se comporte comme ces tissus et comme ces

(1) *Archives de phys.* 1874, p. 479.

humeurs. Ce n'est pas un liquide stable, une solution d'acide chlorhydrique : c'est une humeur complexe, qui se défait lentement après qu'elle a été sécrétée par l'organisme, et il n'est pas douteux que, dans l'estomac comme dans l'intestin, les modifications que nous constatons *in vitro*, n'aient lieu avec une bien plus grande activité.

En résumé, le suc gastrique pur et frais ne contient pas d'acide lactique : on peut, par une expérience très-simple, donner la preuve directe de ce fait. Ainsi j'ai pris le suc gastrique de l'expérience B, dont le rapport de partage était égal à 137,1, et je l'ai traité par du lactate de baryte en quantité suffisante pour que toute la baryte fût saturée par l'acide dissous, et pour mettre en liberté l'acide lactique du sel de baryum. Or voici ce qu'a donné l'expérience :

A	Suc gastrique (pur et frais) sans lactate de baryte.	27.5	R = 137.1
	Éther.	0.2	
B	Le même suc gastrique (pur et frais), avec une solution de lactate de baryte.	11.7	R = 9.9
	Éther.	1.2	

Or ce rapport de 9. 9 est exactement celui de l'acide lactique, et c'est le chiffre qu'on aurait dû trouver dès l'abord, au lieu de trouver le chiffre tout différent de 137,1, sans avoir besoin d'ajouter des lactates, si véritablement l'acide lactique eût existé dans le suc gastrique.

Cette expérience est en outre intéressante, parce qu'elle démontre que la présence de matières organiques ne change pas la réaction de l'éther et de l'eau, et qu'on peut déterminer le coefficient de partage d'un acide avec un mélange organique complexe comme le suc gastrique, tout aussi bien qu'avec de l'eau distillée. En un mot, tout se passe comme si l'acide libre dans le suc gastrique pur était un acide minéral. Qu'il me soit permis d'appeler l'attention sur cette expérience, qui me paraît très-démonstrative, pour montrer qu'il n'y a pas d'acide lactique dans le suc gastrique pur. Avec les acétates, le résultat est différent, comme nous le verrons plus loin.

Il est très-difficile de suivre l'accroissement des rapports de partage R_2 R_3 etc.; car, d'une part, on ne peut opérer que sur très-peu de liquide, et, d'autre part, l'éther contient une si petite quantité d'acide qu'on ne peut guère le soumettre à des traitements par l'eau.

Toutefois, dans un cas, j'ai eu :

$$R = 60.4$$
$$R^2 = 100.0$$

ce qui est un accroissement notable.

Pour ce qui concerne les rapports de partage propres à l'acide soluble dans l'éther, voici les résultats que j'ai obtenus :

S. gastr. frais.		R' = 3.0	Moyenne 2.6
S. gastr. de huit jours.	(R = 66)	R' = 2	
S. gastr. de six jours (1)	(R = 60.8)	R' = 3	
S. gastr. de six jours	(R = 65.2)	R' = 2.5	
S. gastr. de trois mois.	(R = 16.9)	R' = 2.4	

La moyenne de R' serait donc de 2. 6, chiffre indiquant le coefficient de partage de l'acide soluble dans l'éther.

Mais ce chiffre de 2, 6 s'éloigne très-sensiblement du coefficient de partage de l'acide lactique, lequel est égal à 10, ainsi que je l'ai dit plus haut.

C'est alors que M. Berthelot m'a donné le conseil de rechercher le coefficient de partage de l'acide sarcolactique, lequel pourrait peut-être concorder avec les chiffres indiqués ci-dessus, qui déterminent le coefficieut de partage de l'acide du suc gastrique soluble dans l'éther. J'ai donc dû préparer de l'acide sarcolactique. A cet effet, j'ai extrait par la méthode

(1) Avec ce suc gastrique, j'ai pu me convaincre qu'il existait réellement un acide unique dont le coefficient de partage était de 3. En effet, l'éther agité avec l'eau m'a donné :

Eau	0.6	R' = 3
Éther	0.2	

Cette eau, traitée de nouveau par l'éther, m'a donné le même coefficient de partage, ce qui prouve que l'acide était unique :

Eau	0.3	$R'_2 = 3$
Éther	0.1	

de Liebig, de 50 kilogrammes de viande de cheval, environ 20 grammes de sarcolactate de chaux. Le sarcolactate dissous dans l'eau, traité par une quantité convenable d'acide sulfurique, et filtré, m'a donné une solution contenant du sulfate de chaux et de l'acide sarcolactique qui put me servir à déterminer le coefficient de partage de cet acide.

Je donne ici mes expériences sur ce sujet :

1.	Eau.	9.1	R = 3.6
	Éther.	2.5	
2.	Eau.	20.4	R = 4
	Éther.	5	

La méthode des coefficients de partage permet de montrer que le sarcolactate de chaux ainsi obtenu renfermait une petite quantité d'acide lactique ordinaire.

En effet, reprenant par l'eau l'éther chargé d'acide sarcolactique, j'obtenais un coefficient différent :

3.	Eau.	3.1	R' = 3.2
	Éther.	0.9	

De même, en faisant sur l'acide de l'expérience 2 une série de traitements successifs, ainsi que je l'ai indiqué plus haut, j'ai obtenu les résultats suivants :

5.	Eau.	15.5	R_2 = 4.2
	Éther.	3.7	
5.	Eau.	13	R_3 = 4.3
	Éther.	3.0	
6,	Eau.	11.1	R_4 = 5
	Éther.	2.2	
7.	Eau.	8.8	R_5 = 5.1
	Éther.	1.7	
8.	Eau.	6.7	R_6 = 4.8
	Éther.	1.4	
9.	Eau.	5.2	R_7 = 6.5
	Éther.	0.8	
10.	Eau.	4.4	R_8 = 6.3
	Éther.	0 7	

ce qui fait une série progressive, tendant vraisemblablement vers le chiffre 10, coefficient de partage de l'acide lactique de fermentation, mêlé en petite quantité à l'acide sarcolactique :

4 4.2 4.3 5 5.1 4.8 6.5 6.3

On peut donc conclure de ce fait que, dans le sarcolactate de chaux extrait de la viande de cheval, il se trouve du lactate mêlé au sarcolactate, ainsi que Wislicenus l'a indiqué (1). En effet, Wislicenus a vu que l'acide sarcolactique était un mélange de deux acides, l'un, l'acide oxypropionique (éthylénolactique), l'autre, un acide éthylidénolactique, analogue, mais non identique à l'acide lactique de fermentation. Je ne puis m'étendre sur ce sujet ; je rappellerai seulement que Socoloff (2), a cru démontrer l'existence d'un troisième acide lactique. En tout cas, Wislicenus (3) a fait la synthèse de l'acide sarcolactique en traitant la monocyanhydrine du glycol par la soude.

Quoi qu'il en soit de la constitution chimique essentielle de ces isomères de l'acide lactique, l'acide sarcolactique a un coefficient de partage que nous pouvons regarder comme très-voisin de 4. En cela il diffère très-notablement de l'acide lactique de fermentation, dont le coefficient de partage est 10.

Si maintenant nous rapprochons ce chiffre 4 du chiffre 2.6, moyenne obtenue pour le coefficient de partage de l'acide soluble dans l'éther, nous trouverons qu'il s'en rapproche beaucoup ; et comme nous avons pu extraire de l'acide lactique du suc gastrique, il est permis de conclure que l'acide soluble dans l'éther est l'acide sarcolactique.

D'ailleurs, si ce chiffre est moins élevé avec le suc gastrique qu'avec la solution d'acide sarcolactique, cela tient à ce que des acides gras supérieurs s'y trouvaient en petite quantité, et tendaient à abaisser le coefficient de partage. En effet, j'ai constaté dans les produits de la digestion la présence de l'acide butyrique, dont le coefficient de partage est de 0,25.

De tous ces faits je crois pouvoir conclure :

(1) *Deutsche Chem. Gesellschaft.*, t. III, p. 619.
(2) *Ann. der Chem. u. Pharmac.*, t. CL, p. 167.
(3) *Ann. der Chem. u. Pharmac.*, t. CXLVIII, p. 4.

1°). Le suc gastrique pur et frais contient un acide insoluble dans l'éther, et des traces d'un acide soluble ;

2°). A mesure que le suc gastrique vieillit, il s'y fait une sorte de fermentation lente (plus ou moins analogue à la putréfaction), et la proportion de l'acide organique augmente ;

3°). Cet acide organique semble être de l'acide sarcolactique.

Quant à la nature de l'acide insoluble dans l'éther, la question est difficile à élucider, car les expériences sont contradictoires.

En effet, d'une part, il est bien évident, d'après tous les faits énoncés plus haut, que l'acidité du suc gastrique n'est pas due à l'acide lactique.

D'autre part, il y a un excès de chlore, ce qui semble faire admettre que l'acide chlorhydrique est l'acide insoluble dans l'éther.

Cependant quelques réactions paraissent prouver que l'acide insoluble n'est pas de l'acide chlorhydrique libre, du moins dégagé de toute combinaison avec les acides organiques.

Nous allons exposer les épreuves qui démontrent cette différence entre l'acide chlorhydrique libre et l'acide du suc gastrique. Ces épreuves reposent sur la nature du coefficient de partage en présence des acétates, sur la dialyse, sur l'interversion du sucre de canne et sur diverses réactions signalées par plusieurs physiologistes.

1° *Coefficient de partage.* — L'acide chlorhydrique libre n'a pas de coefficient de partage appréciable, mais on peut manifester sa présence par une réaction très-simple. En effet, ainsi que l'a montré M. Berthelot, si on met un acétate alcalin en excès en présence de l'acide chlorhydrique, le chlore se fixe sur le métal, et l'acide acétique est mis en liberté.

C'est ce que montre l'expérience suivante, identique à une des expériences de M. Berthelot. Soit une solution d'acide chlorhydrique avec un excès d'acétate de soude, en présence de l'éther. On retrouve sensiblement le coefficient de partage de l'acide acétique :

Solution aqueuse.	5.7	C = 1.7
Éther.	3.4	

Appliquons cette réaction au suc gastrique (1). En prenant du suc gastrique de même acidité que la solution chlorhydrique précédente, et en y ajoutant une dose égale d'acétate de soude, le coefficient de partage sera différent :

I.	Suc gastrique.	11.6	C = 5.3
	Éther.	2.2	
II.	Suc gastrique.	9.6	C = 5.
	Éther.	1.9	

Ainsi, par l'acide libre du suc gastrique, la totalité de l'acide acétique n'est pas mise en liberté comme par une solution d'acide chlorhydrique.

Même si on fait bouillir le suc gastrique avec l'acétate de soude, le coefficient de partage ne changera pas sensiblement :

III.	Suc gastrique.	13.3	C = 5.8
	Éther.	2.1	

De même encore, si on évapore du suc gastrique jusqu'à consistance sirupeuse. En reprenant ensuite par l'eau et l'acétate de soude, on trouve :

IV.	Suc gastrique.	9.3	C = 5.4
	Éther.	1.7	

La moyenne de ces quatre expériences concordantes donne 5.3, ce qui diffère notablement du coefficient de partage de l'acide acétique, soit 1.4, et ce qui ne permet pas d'identifier l'acide libre du suc gastrique à l'acide chlorhydrique.

Il semble qu'avec du suc gastrique frais, le résultat soit encore plus net : en effet, avec du suc gastrique de squale, frais, traité par l'acétate de soude, je trouve :

V.	Suc gastrique.	2.2	C = 7.3
	Éther.	0.3	

(1) L'expérience a été faite avec du suc gastrique de poisson.

Avec du suc gastrique de veau, le résultat est le même.

Ces faits nous permettent de conclure que l'acide du suc gastrique ne se comporte pas comme une solution d'acide chlorhydrique, et qu'il ne déplace pas, en totalité, l'acide acétique des acétates.

Si on pose l'équation normale du coefficient de partage de l'acide acétique on a :

$$\frac{M}{1} = 1.4$$

et en prenant la moyenne des expériences qui précèdent, et qui est égale à 5.7, on a :

$$\frac{M}{x} = 5.7, \text{ soit } x = \frac{5.7}{1.4} = 0,4.$$

Ainsi, en représentant par 1 la quantité de l'acide acétique d'un acétate mise en liberté par l'acide chlorhydrique, la quantité d'acide acétique du même acétate, mise en liberté par le suc gastrique, sera 0.4, c'est-à-dire moins de la moitié de la quantité normale.

Ce fait mérite d'attirer l'attention ; car c'est une démonstration formelle que l'acide chlorhydrique n'existe pas, à l'état libre, dans le suc gastrique, mais qu'il est combiné à des substances qui lui font perdre une partie de ses propriétés.

Pour appuyer cette conclusion sur une expérience directe, il fallait prendre une solution aqueuse d'acide chlorhydrique, et la combiner aux corps neutres ou faiblement basiques contenus dans la muqueuse de l'estomac.

Voici comment j'ai institué cette expérience :

La caillette d'un veau récemment tué, est débarrassée de toutes les matières alimentaires qui la souillent, et soigneusement lavée par un courant d'eau froide. On prend sa muqueuse, qu'on détache, et qu'on fait macérer une heure dans environ 100 cc. d'eau contenant 0.25 d'acide chlorhydrique, à la température de 45° environ. Au bout d'une heure, on porte le tout sur un filtre. La solution filtre difficilement ; mais, en une demi-journée, on a une suffisante quantité pour faire toutes les expériences nécessaires. C'est un liquide transparent, légèrement citrin, et ne contenant que de l'acide chlorhydrique et les éléments du suc gastrique pur.

Or ce liquide, qui devrait se comporter vis-à-vis de l'acétate de soude comme l'acide chlorhydrique, se comporte comme le suc gastrique, ainsi que le démontrent les expériences suivantes :

VI.	Solution.	8.4	R = 5.2
	Éther.	1.6	
VII.	Même solution.	6.4	R = 5
	Éther.	1.3	

Le lendemain, toute la liqueur, ayant achevé de filtrer, semble encore plus riche en chlorhydrate de leucine :

VIII.	Même solution.	4.2	R = 6
	Éther.	0.7	
IX.	Même solution.	5.3	R = 6.6
	Éther.	0.8	

Par conséquent, dans cette expérience, nous avons fait, en quelque sorte, la synthèse du suc gastrique, et, par la combinaison de l'acide chlorhydrique avec les substances organiques qui existent dans la muqueuse de l'estomac, reproduit un liquide dans lequel l'acide chlorhydrique n'est plus libre, mais combiné, avec les mêmes caractères que dans le suc gastrique naturel.

Reportons-nous maintenant à la composition des matières protéiques que M. Schützenberger a récemment si bien analysées (1). M. Schützenberger a montré que l'albumine et toutes les matières analogues étaient des corps très-complexes, mais que leur constitution les rapprochait du glycocolle, ou sucre de gélatine, de la leucine et des amides semblables, ayant la formule générale :

$$C^n H^{n+1} Az O^4.$$

Or le glycocolle se combine à l'acide chlorhydrique pour

(1) *Bull. de la Soc. chimique*, 1876, I, p. 147, etc.

donner un sel acide, et même plusieurs sels acides, selon Horsford (1) :

$$(C^4 H^5, AzO^4) HCl.$$
$$(C^4 H^5, Az O^4)^2 HCl.$$

La leucine, l'alanine, ont une constitution analogue, et M. Schützenberger a montré que les matières protéiques, traitées par l'hydrate de baryte, donnaient de la leucine, de l'alanine et du glycocolle.

En somme, ces substances peuvent se combiner aux bases et aux acides, et leur combinaison avec les acides est un sel acide, comme le chlorhydrate de glycocolle, comme le chlorhydrate de leucine, dont les solutions ressemblent à des solutions d'acide chlorhydrique.

Elles en diffèrent toutefois par certains caractères. En particulier, elles ne se comportent pas vis-à-vis des acétates comme des solutions d'acide chlorhydrique. C'est ce qui résulte des expériences suivantes, faites en présence de l'acétate de soude, pour comparer les réactions des chlorhydrates de glycocolle et de leucine à la réaction du suc gastrique :

1.	Chlorh. de glycocolle	5.8	R = 2.5
	Éther.	2.3	
2.	Chlorh. de leucine	5.6	R = 2.8
	Éther.	2.0	
3.	Même solution.	7.3	R = 2.6
	Éther.	2.8	
4.	Même solution.	1.9	R = 2.7
	Éther.	0.7	
5.	Même solution.	1.4	R = 2.8
	Ether.	0.5	
6.	Même solution, avec deux équivalents de leucine.	8.4	R = 3.8
	Éther.	2.2	
7.	Même solution, avec trois équivalents de leucine	5.3	R = 4.8
	Éther.	1.1	

(1) *Ann. der Chim. u. Pharmac.* t. LX, p. 1.

Ces expériences viennent confirmer l'hypothèse que nous émettions plus haut, à savoir, que l'acide chlorhydrique est combiné, dans le suc gastrique, à une substance analogue à la leucine ou au glycocolle, comme si l'acide libre du suc gastrique était le chlorhydrate de cette substance.

Au lieu d'opérer sur la muqueuse stomacale, j'ai opéré sur de la pepsine commerciale (préparée par M. Hottot), et j'ai constaté le même résultat :

8.	Solution de pepsine, d'HCl et d'acétate de soude.	5.3	R = 4.4.
	Éther.	1.2	
9.	Même solution.	2.7	R = 5.2
	Éther.	0.5	

Il est probable que cette combinaison ne peut s'effectuer avec les matières albuminoïdes. En effet, avec de la fibrine (putréfiée) dissoute dans l'acide chlorhydrique, on retrouve le coefficient de partage de l'acide acétique, comme avec les solutions aqueuses d'acide chlorhydrique :

10.	Solution.	1.2	R = 1.7
	Éther.	0.7	

Résumons les résultats de ces expériences :

1° L'acide chlorhydrique, en solution aqueuse, déplace tout l'acide acétique des acétates.

2° L'acide du suc gastrique ne déplace que la moitié de l'acide acétique des acétates.

3° Il existe dans la muqueuse stomacale des substances qui se combinent à l'acide chlorhydrique. La solution se comporte comme du suc gastrique naturel, et ne déplace que la moitié de l'acide acétique des acétates.

4° Le glycocolle, la leucine, la pepsine dissoutes dans l'acide chlorhydrique, se comportent à peu près comme le suc gastrique, et ne déplacent guère que la moitié de l'acide acétique des acétates.

5° Par conséquent, il est vraisemblable que l'acide du suc gastrique est le chlorhydrate d'une base faible, qui se comporte vis-à-vis de l'acide chlorhydrique à peu près comme la leucine ou le glycocolle.

Ces faits rendaient vraisemblable l'existence dans le suc gastrique d'une substance analogue à la leucine ; et en effet, il existe dans le suc gastrique et dans les glandes stomacales des quantités notables de la leucine. Mais j'ai voulu conserver l'ordre que j'ai suivi dans mes expériences, pour montrer par quelle série d'inductions je suis arrivé à rechercher la leucine du suc gastrique.

Il est probable que, si les physiologistes n'ont pas jusqu'ici constaté de leucine dans le suc gastrique, cela tient à ce que, quand elle est combinée à l'acide chlorhydrique, la leucine ne peut cristalliser, et qu'il est presque impossible de la trouver dans une solution acide.

Voici comment j'ai procédé pour la recherche de la leucine. Ayant préparé une infusion stomacale avec huit caillettes de veau, d'après la méthode indiquée ci-dessus (1), j'ai obtenu environ 800^{cc} d'une solution chlorhydrique, l'addition d'acide chlorhydrique étant nécessaire pour enlever les substances actives contenues dans la muqueuse et empêcher la putréfaction. Cette solution fut traitée par une quantité suffisante de carbonate d'argent récemment précipité et chauffée légèrement, puis filtrée, de manière à être tout à fait dépourvue d'acide chlorhydrique. En faisant passer un courant d'hydrogène sulfuré, on précipite à l'étatde sulfure l'oxyde d'argent qui s'est formé partiellement pendant la réaction. Mais on ne peut séparer par filtration le sulfure d'argent : il faut évaporer lentement dans le vide ou à une chaleur modérée : quand la liqueur est évaporée à consistance sirupeuse, on la reprend par l'alcool absolu bouillant, à plusieurs reprises. On ne dissout ainsi que la leucine, la tyrosine et les substances semblables, tandis que les peptones, le sulfure d'argent et les sels minéraux sont insolubles dans ces conditions. Dans la liqueur alcoolique évaporée, puis abandonnée à elle-même, on constate la présence de tyrosine, et surtout de leucine.

(1) Voyez page 50.

La quantité de leucine que m'ont donnée ces huit caillettes de veau traitées par 2,5 d'acide chlorhydrique, peut être évaluée à 5 grammes environ. La quantité de tyrosine est plus faible.

Par des cristallisations fractionnées, on peut isoler ces deux corps des matières extractives qui les accompagnent, et les obtenir à l'état de pureté suffisante pour constater leurs caractères chimiques et cristallographiques.

Ainsi, de même qu'on trouve de la leucine dans le pancréas, on en trouve aussi dans l'estomac. Mais dans l'estomac elle est combinée à l'acide chlorhydrique, en sorte qu'elle modère pour ainsi dire l'action de l'acide, et c'est probablement sous cette forme de combinaison que l'acide chlorhydrique est sécrété par les glandes stomacales : quant à l'action de la leucine sur la digestion de l'albumine, c'est un point qui n'a pas encore été étudié, et sur lequel je me propose de revenir.

2. *Dialyse.* — Si on soumet à la dialyse, dans des conditions identiques, du suc gastrique et une solution d'acide chlorhydrique de même titre acide, les deux liqueurs se comporteront différemment.

En faisant dialyser pendant vingt-quatre heures 135^{cc} de suc gastrique dont l'acidité totale répondait à 0,510 (en poids de HCl) en présence de 800^{cc} d'eau, au bout de vingt-quatre heures (les deux liqueurs n'ayant pas changé de volume), la solution dialysée présentait une acidité totale de 0,016, la solution non dialysée, une acidité totale de 0,526.

En faisant dialyser dans les mêmes conditions, dans des vases identiques, une solution d'acide chlorhydrique de même titre, les deux liqueurs n'ayant pas changé de volume, la solution dialysée présentait une acidité totale de 0,12, la solution non dialysée de 0,35.

Si on fait le rapport des volumes, et si on calcule la quantité d'acide ayant été dialysée dans ces deux cas, on verra que, pour le suc gastrique, $\frac{1}{94}$ de l'acide a été dialysé, tandis que, pour la solution d'acide chlorhydrique, $\frac{1}{25}$ de l'acide a été dialysé.

En laissant pendant trois jours du suc gastrique soumis à la dialyse, dans des conditions toujours identiques, j'ai constaté que $\frac{1}{28}$ de l'acide avait été dialysé, que par conséquent, même après un temps trois fois plus long, l'acide du suc gastrique n'avait pas été dialysé en si grande quantité que l'acide chlorhydrîque d'une solution aqueuse en vingt-quatre heures.

D'après les chiffres rapportés plus haut (1), le poids du chlore total était de 0,526 pour la liqueur dialysée, de 3,112 pour la liqueur non dialysée; le poids du chlore combiné de 0,44 pour la liqueur dialysée, de 2,05 pour la liqueur non dialysée. Donc le poids du chlore total est dans les deux cas supérieur au poids du chlore combiné : de 0,08 seulement pour la liqueur dialysée, de 1,06 pour la liqueur non dialysée.

Si maintenant on cherche si les chlorures alcalins ont été dialysés plutôt que l'acide, on verra que, pour la liqueur dialysée et la liqueur non dialysée, le rapport du chlore de l'acidité dans ces deux liqueurs est de 0,236 à 3,454, c'est-à-dire de 1 à 15, tandis que le rapport du chlore combiné est de 0,44 à 2,05, par conséquent de 1 à 4. Ainsi, quand $\frac{1}{4}$ des bases a été dialysé, il n'y a que $\frac{1}{25}$ de l'acide qui a été dialysé pendant le même temps. Nous pouvons en conclure ce fait important :

L'acide du suc gastrique est un acide chloré qui passe en partie à la dialyse, mais qui est dialysé moins facilement que l'acide chlorhydrique.

Il était intéressant de comparer le chlorhydrate de leucine à une solution aqueuse d'acide chlorhydrique, et à une solution d'acide chlorhydrique dans le suc gastrique.

En prenant ces trois solutions de même acidité, soumises à la dialyse dans des conditions absolument identiques, et pendant le même temps, j'ai trouvé que, si on représentait par 1 la quantité d'acide ayant été dialysé dans la solution aqueuse d'acide chlorhydrique, on trouvait qu'avec la solution de leu-

(1) Voyez page 35.

cine, 0,7 de l'acide ont été dialysés, et avec le suc gastrique additionné d'acide chlorhydrique, 0,3 seulement ont traversé la membrane.

Ces expériences confirment les résultats démontrés plus haut par la méthode des coefficients de partage, à savoir que l'acide chlorhydrique, dans sa combinaison avec la leucine, n'a pas les mêmes propriétés qu'en solution aqueuse, et que l'acide chlorhydrique ajouté au suc gastrique se comporte comme dans une solution de leucine.

3° *Interversion du sucre de canne.* — M. Laborde (1) a montré que le suc gastrique ne pouvait pas intervertir le sucre de canne, comme une solution d'acide chlorhydrique de même titre, tandis qu'en ajoutant une trace de cet acide à la solution gastrique, on la rendait plus apte à cette interversion du sucre. Il en est de même pour la transformation de l'amidon en sucre.

La conclusion de M. Laborde est qu'il n'y a pas d'acide chlorhydrique. Szabo, employant la même méthode, est arrivé à une conclusion mixte. Suivant lui, il y a tantôt de l'acide chlorhydrique, tantôt de l'acide lactique (2).

Si les expériences de ces deux observateurs sont exactes, ce qui est très-probable, d'après les expériences que je rapporte plus loin, leurs conclusions sont probablement fautives. Car ils ne pouvaient conclure que ceci : l'acide du suc gastrique ne se comporte pas comme l'acide chlorhydrique en solution aqueuse vis-à-vis du sucre de canne et de l'amidon.

Admettant, contrairement à ces deux chimistes, que le suc gastrique ne contient pas d'acide lactique, mais de l'acide chlorhydrique, j'ai voulu vérifier leurs expériences, et je les ai trouvées très-exactes.

Les expériences ont été faites avec du suc gastrique de poisson, dont l'analyse par la méthode de Schmidt a été donnée plus haut, et qui, traité par l'éther, n'a abandonné à l'éther que

(1) *Mém. de la Soc. de biol.*, 1874, p. 73.
(2) *Zeitsch. f. Physiol. Chemie.*, p. 140, t. I, 1877.

des traces d'acide. On peut donc admettre que ce liquide contenait du chlore libre, et n'avait que des traces d'acide sarcolactique.

En portant le mélange de sucre de canne et de suc gastrique à l'ébullition pendant une demi-minute seulement, on a des résultats extrêmements nets, puisqu'il y a ou il n'y a pas réduction du sucre, ce qu'on constate très-facilement par la liqueur de Fehling, sans qu'il soit besoin de doser le glycose formé.

Avec 10 cc. d'une solution étendue de sucre de canne pur et 10^{cc} de différentes liqueurs acides, j'ai eu les résultats suivants :

A.	Solution aqueuse d'HCl. à 3.4 p. 1000	= Réduction.
	Suc gastrique de même titre.	= Pas de réduction.
	Suc gastrique neutralisé, puis additionné d'HCl; finalement au même titre.	= Réduction.
	Suc gastrique étendu de son volume d'eau, puis additionné d'HCl et ramené au même titre.	= Réduction.
B.	Solution aqueuse d'HCl (à 2.4 pour 1000).	= Réduction.
	Suc gastrique de même titre.	= Pas de réduction.
	Suc gastrique étendu d'eau et additionné d'HCl, finalement au même titre.	= Réduction.

Ces expériences, plus nettes peut-être que celles de M. Laborde et celles de M. Szabo, ont absolument la même signification, et ne prouvent qu'une seule chose : c'est que l'acide du suc gastrique n'est pas de l'acide chlorhydrique libre, c'est-à-dire dégagé de toute combinaison avec les matières organiques.

Or, cette combinaison de l'acide chlorhydrique avec la leucine, ou d'autres substances contenues dans la muqueuse stomacale, est mise hors de doute par toutes les expériences précédentes. Il n'est donc pas surprenant que le suc gastrique n'agisse pas sur le sucre de canne ou l'amidon, comme de l'acide chlorhydrique libre, puisqu'il n'y a pas d'acide chlorhydrique libre, mais de l'acide chlorhydrique combiné.

Il est probable d'ailleurs que cette combinaison de l'acide chlorhydrique avec les substances protéiques (amides) ne se fait pas instantanément. Aussi doit-on s'attendre, en ajoutant de l'acide chlorhydrique après neutralisation, à ne plus retrouver les caractères du suc gastrique primitif que ces divers traitements chimiques ont altéré.

4° *Réactions colorantes.* — La plupart des réactions colorantes, sulfate d'aniline et bioxyde de plomb (Béclard et Laborde), sulfocyanure de potassium et citrate de fer (Reoch), montrent que le suc gastrique ne se comporte pas comme de l'acide chlorhydrique en solution aqueuse.

Avec la phtaléine du phénol, la différence est aussi très-nette. Une solution chlorhydrique neutralisée par l'eau de chaux présente une teinte rouge éclatante, et il suffit d'une seule goutte d'eau de chaux à $\frac{1}{100}$ pour déterminer le passage de l'état incolore (acide), à l'état coloré (basique). Mais, avec le suc gastrique, il faut au moins huit ou dix gouttes pour avoir avec certitude un changement de coloration. Il semble que la liqueur hésite à devenir basique, comme s'il se trouvait des bases faibles neutralisant d'une manière insuffisante l'acidité de l'acide chlorhydrique.

Or, avec la solution chlorhydrique de leucine, on a absolument le même phénomène, et il est très-difficile d'apprécier avec exactitude le moment où la liqueur passe au rouge, c'est-à-dire devient franchement basique.

5° Je ne mentionnerai que pour mémoire les diverses réactions imaginées pour démontrer qu'il n'y a pas d'acide chlorhydrique dans le suc gastrique.

A. Le suc gastrique ne décompose pas à froid l'acide carbonique du carbonate de chaux (Blondlot).

B. L'oxalate de chaux est complétement insoluble dans le suc gastrique (Claude Bernard).

C. La pepsine est indiffusible : mais, si on ajoute un acide, spécialement de l'acide chlorhydrique, elle devient très-diffusible, comme s'il s'était formé un nouveau corps (Wittich) (1).

(1) *Archives de Pflüger*, t. V, p. 450.

Ces réactions, peut-être contestables, démontrent seulement qu'il n'y a pas d'acide chlorhydrique libre, et ne peuvent prouver autre chose.

C'est aussi cette conclusion que nous adoptons.

En résumé, nous pensons avoir démontré ces faits :

1° L'acide libre du suc gastrique est de l'acide chlorhydrique.

2° Cet acide chlorhydrique n'est pas à l'état de liberté, mais à l'état de combinaison. On peut faire la synthèse de cette combinaison en chauffant une solution chlorhydrique avec l'infusion d'une muqueuse stomacale.

3° Cette combinaison est du chlorhydrate de leucine.

Le suc gastrique contient encore une substance d'une nature spéciale, découverte par Schwann, et dont l'importance est considérable, au point de vue des phénomènes de la digestion.

En 1836 Schwann (1) fit voir que, si on traite la muqueuse stomacale par l'eau acidulée, on peut obtenir une dissolution analogue au suc gastrique, et agissant comme le suc gastrique lui-même. En précipitant cette dissolution par l'acétate de plomb, on a un composé de plomb avec une substance organique. Si on reprend le précipité par l'eau, en y faisant passer un courant d'hydrogène sulfuré, le plomb se précipite à l'état de sulfure, et la liqueur contient une substance qu'on peut redissoudre dans l'eau, après l'avoir évaporée. Schwann lui donna le nom de pepsine.

Wasmann (2) et Pappenheim (3) purent préparer de la pepsine plus pure, en précipitant par l'alcool la solution obtenue précédemment par Schwann. La pepsine se précipite sous la forme d'une poudre blanche floconneuse, qu'on peut redissoudre dans l'eau et dessécher, et qui est alors suffisamment pure pour les exigences de l'analyse chimique.

A partir de cette époque, de nombreux travaux furent faits

(1) *Ueber das Wesen des Verdauungsprocesses. Mullers Arch.*, 1836, p. 96.

(2) *Loc. cit.*, 1839.

(3) *Zur Kenntniss der Verdauung in gesunden und kranken Zustanden.* Breslau, 1839.

sur la pepsine (1), en sorte qu'on a pu en préparer industriellement.

Le procédé qu'on emploie pour obtenir de grandes quantités de pepsine, est fondé sur la propriété que possède ce ferment de se précipiter avec les substances inertes qu'on précipite dans une de ses solutions (2).

On prend l'estomac d'un veau, ou mieux d'un porc, et on sépare la tunique muqueuse de la tunique musculaire. La muqueuse est alors coupée en petits morceaux, et mise à macérer dans de l'eau tiède (vers 40 ou 50 degrés), acidulée avec 2 à 4 millièmes d'acide phosphorique. Après décantation, la solution acide est neutralisée par la chaux. Le phosphate basique de chaux, en se précipitant, entraîne mécaniquement la pepsine. Le précipité est recueilli, redissous, et la pepsine peut être séparée du sel de chaux soit par dialyse, soit par une nouvelle précipitation au moyen de l'alcool. Malheureusement, l'alcool fait perdre à la pepsine une partie de ses propriétés digestives, ainsi que je m'en suis souvent assuré, et il faut renoncer à ce moyen de purification.

Brücke (3) a proposé, pour préparer de la pepsine pure, un moyen assez compliqué. La pepsine en solution est agitée avec une dissolution de cholestérine, d'alcool et d'éther. La cholestérine en se précipitant entraîne la pepsine. La pepsine ainsi obtenue est traitée par l'éther, qui enlève la cholestérine et laisse de la pepsine très-pure.

Wittich (4) a montré que, pour obtenir la pepsine ainsi que les autres ferments actifs des glandes, il valait mieux employer la glycérine, qu'alors l'extrait stomacal ne se putréfiait pas, et qu'on pouvait extraire toute la pepsine contenue dans l'es-

(1) Deschamps, *Journ. de pharmacie*, 1840, p. 416, l'appelle chymosine. Payen, *Comptes rendus de l'Ac. des sciences*, 1843, t. XVII, p. 654, l'appelle gastérase. On peut consulter les travaux de Valentin, *Froriep's Notizen*. — Elsässer, *Magenerweichung der Saüglingen*. Stuttgard, 1845.

(2) Cette propriété a été découverte par Mialhe, *Mém. sur la digestion et l'assimilation des matières albuminoïdes*, 1847. — *Chimie physiologique*, 1856.

(3) *Sitzb. d. Kais. Ac. d. Wissen. in Wien*, 1859, t. XXXVIII, p. 14,

(4) *Arch. de Pflüger*, t. II, p. 193, et t. V, p. 435.

tomac. En versant de l'alcool dans de la glycérine, on a un précipité, qui est de la pepsine sensiblement pure (1).

L'analyse de la pepsine a montré que sa constitution était sensiblement la même que celle des matières albunimoïdes. Vogel (2) a donné des chiffres vraisemblablement peu exacts. Schmidt (3) a trouvé les chiffres suivants, qu'il est intéressant de comparer à ceux des matières albuminoïdes en général :

Pepsine.	C = 53.0 H = 6.7 A_2 = 17.8 O = 22.5	Matières albumin.	C de 53.7 à 54.5 H de 6.9 à 7.3 A_2 de 15.4 à 17.0 O de 20.9 à 24.5

Nos connaissances sur la pepsine sont encore bien précaires, puisque Schiff (4) a pensé que la pepsine n'est pas un corps albuminoïde, ni même azoté. Il s'appuie sur ce fait : que l'injection d'une petite quantité de dextrine, corps non azoté, dans le sang, fait apparaître immédiatement la pepsine dans l'estomac : Brücke semble être arrivé à un résultat analogue. Il a obtenu un liquide peptique extrêmement pur, doué de propriétés peptonisantes énergiques, et n'ayant aucun des caractères propres aux autres substances protéiques.

Selon Harley (5), il y aurait dans le suc gastrique 2 p. 100 de pepsine. Je n'ai pas besoin d'ajouter que cette affirmation ne repose sur aucune preuve, et que, pour démontrer un pareil fait, il faudrait des expériences bien plus précises, et une connaissance exacte de la constitution chimique de la pepsine. Schmidt admettait 17 grammes de pepsine pour 1000 ; mais il s'agit évidemment de pepsine impure dans l'un et l'autre cas,

(1) Cette opinion n'est pas exacte pour ce qui concerne l'extrait stomacal non acidifié. Ayant laissé des estomacs de brochet dans de la glycérine non acidifiée, je les trouvai au bout de plusieurs jours complétement putréfiés. Je reviendrai plus tard sur ce point.

(2) Voy. *Journ. de Pharmacie*, 1842, t. II, p. 276.

(3) *Bidder et Schmidt, Die Verdauungsäfe*, p. 46.

(4) *Leç. sur la digestion*, t. II, p. 75.

(5) *Brit. and Foreing med. Chir. Rev.* Janv. 1860, p. 206. Analysé dans le *Journa, de la physiologie*, 1862, t. V, p. 632.

et nous ne pouvons, sur la quantité absolue de pepsine contenue dans l'estomac, faire que des hypothèses inutiles.

En somme, jusqu'ici, le seul moyen, bien imparfait. de doser la pepsine, est de mesurer son activité sur les substances albuminoïdes.

Il y a déjà longtemps, Magendie, Claude Bernard, Schiff, prenaient de petits cubes d'albumine coagulée, et jugeaient de l'activité de la pepsine en examinant l'état des angles plus ou moins dissous, suivant l'activité du suc gastrique.

Brücke pesait la fibrine dissoute et la fibrine restée en solution.

Plus récemment, Gruenhagen a recommandé le procédé suivant (1): on prend de la fibrine du sang, on la dessèche, on la pèse, et on la met sur un filtre qu'on arrose de la solution peptique. Le tout est chauffé à 40°. La rapidité avec laquelle la fibrine se dissout et passe à travers le filtre, donne la mesure de l'activité avec laquelle la pepsine agit sur ce corps.

Grutzner a proposé de colorer la fibrine par une substance colorante, et de juger de l'activité de la pepsine par la coloration de la liqueur, d'autant plus intense que plus de fibrine colorée s'est dissoute (2).

En somme, la pepsine, dans son plus grand état de pureté (3), se présente sous la forme d'une poudre grisâtre, soluble, quoique difficilement, dans l'eau distillée. Chauffée avec la potasse ou l'acide nitrique, elle réagit comme les autres matières protéiques. Les sels métalliques, l'alcool, le tanin, la précipitent.

D'après Wittich (4), la pepsine ne diffuse que lorsqu'elle est dissoute dans une solution acide, tandis que, d'après Wolffhügel (5), son pouvoir diffusif serait à peu près nul, comme aussi d'après Hammarsten (6) et Maly (7).

(1) *Arch. de Pflüger*. t. V, p. 203.

(2) *Arch. de Pflüger*, t. VII, p. 453.

(3) On ne peut avoir que de la pepsine impure. Je préparais la pepsine moi-même par les procédés indiqués plus haut. Je me suis aussi servi avec avantage de la pepsine préparée industriellement par MM. Hottot avec l'estomac de porc.

(4) *Arch. de Pflüger*, t. V, p. 450.

(5) *Arch. de Pflüger*, t. VII, p. 188, 1873.

(6) *Jahresber, f. Thierchemie* pour 1873, t. III, p. 160.

(7) *Arch. de Pflüger*, t. IX, p. 592.

L'action de la température agit sur le ferment stomacal d'une manière variable, selon les animaux qu'on examine.

Pour ce qui concerne les mammifères, Blondlot a vu qu'on pouvait congeler le suc gastrique sans lui faire perdre ses propriétés, tandis que, d'après Schiff, en le chauffant à 100°, on le rendrait inactif.

Selon Wittich (1) la pepsine, chauffée quelques minutes à 80° ne perd pas son activité, tandis que, si on la maintient pendant plusieurs heures à 70°, elle devient complétement inactive.

D'après Finkler (2), la pepsine chauffée au-dessus de 40 degrés subirait une certaine modification, et perdrait une partie de ses propriétés. Il propose d'appeler *isopepsine* cette pepsine chauffée. En général, la pepsine du commerce serait de l'isopepsine.

Dans le suc gastrique, la pepsine est toujours acide, et pour l'extraire complétement de l'estomac d'un animal mort, il faut toujours acidifier l'eau qui sert à la macération. Boudault a montré que, lorsque l'estomac lavé avec de l'eau ne donne plus de pepsine, il en fournit encore quand on verse quelques gouttes d'acide chlorhydrique dans le mélange (3). Le fait a été à tort contesté par Will (4), et mériterait d'être examiné de nouveau. D'après Bardeleben, les aliments salés augmenteraient l'acidité du suc gastrique, et Grützner (5) admet que l'on peut extraire plus de pepsine avec l'eau salée qu'avec l'eau.

On a aussi cherché avec quel acide la pepsine avait le maximum d'action.

Selon Heidenhain, c'est l'acide azotique qui agit le mieux, tandis que, pour la plupart des auteurs, ce serait l'acide chlorhydrique. D'après Hühnefeld, après l'acide chlorhydrique, l'acide le plus favorable serait l'acide lactique, puis l'acide acétique (6). D'après Lehmann, les acides sulfurique et nitrique

(1) *Loc. cit.*, p. 454.
(2) *Arch. de Pflüger*, t. XII, et t. XIV, p. 128.
(3) *Journal de pharmacie*, de Bruxelles.
(4) *R. des sciences médic.*, 1876, t. VIII, p. 83.
(5) *Neue untersuch.*, etc., Breslau 1875.
(6) *De albuminis succo gastrico factitio solubilitate*, 1859.

ont peu d'action, et les autres acides, phosphorique, arsénique, tannique, sont presque inefficaces pour transformer les albuminoïdes en pepsine (1). Il est probable que cette opinion n'est pas exacte, au moins pour l'acide phosphorique, d'après les expériences de Blondlot et de Schiff. Valentin a cru prouver que l'acide benzoïque ne rendait pas la pepsine active (2). Quoi qu'il en soit, nous pouvons regarder comme presque certain que l'acide chlorhydrique qui se trouve dans le suc gastrique normal, est aussi le plus favorable à la digestion artificielle.

Ce que nous avons dit plus haut sur l'état de l'acide chlorhydrique dans le suc gastrique, s'appliquera avec plus d'incertitude encore à la pepsine. Il est possible que la pepsine, comme la leucine, soit faiblement combinée à l'acide chlorhydrique.

Nous avons vu que, pour Wittich, son dissolvant naturel est l'acide chlorhydrique. Ebstein et Grützner ont fait aussi des recherches dans ce sens, et quoiqu'ils soient manifestement en contradiction avec Wittich, ils admettent que la pepsine véritable n'existe ni dans le sang ni même dans les cellules. Il y aurait un ferment spécial (substance pepsinogène) qui, traité par l'acide chlorhydrique, donne de la pepsine (3). Witt (4) n'admet pas l'existence de ce ferment. D'après lui, l'estomac cède autant de pepsine à l'eau simple qu'à l'eau additionnée d'acide ou à la glycérine.

Il est certain qu'il y aurait un très-grand intérêt à examiner, à l'aide de la méthode des coefficients de partage, le suc gastrique des différents animaux. Disons d'abord en quelques mots quelle est la méthode qu'il serait avantageux de suivre.

Si l'on a pu se procurer un estomac frais, contenant des matières à demi digérées, on met à part les produits de la digestion, pour les examiner séparément.

On prend ensuite la muqueuse, qu'on lave rapidement et qu'on sépare ensuite, si cela est possible, de la tunique muscu-

(1) *Lehrbuch der physiol. Chemie*, t. II, p. 48.

(2) *Ueber Verdauung. Froriep's Notizen*, 1836, p. 211.

(3) *Arch. de Pflüger*, t. VIII, p. 122. *Ueber Pepsinbildung in Magen.*

(4) *Analysé dans la Revue des sc. médic.*, t. VIII, p. 83, 1876.

leuse, et on la broie avec de l'eau à 40°, si c'est un animal à sang chaud, à 25° si c'est un Reptile, un Batracien ou un Poisson. Le liquide obtenu ainsi est divisé en deux portions. La première servira à reconnaître les acides, l'autre à reconnaître la pepsine. En tout cas, il sera avantageux de faire passer, pendant quelque temps, dans l'infusion gastrique, un courant d'oxygène. Cinquante grammes au moins seront nécessaires. On prendra vingt grammes, qu'on traitera par l'éther; le rapport de partage R indiquera si l'on a affaire à l'acide chlorhydrique ou à un acide organique; le rapport de partage de l'éther acide agité avec l'eau distillée (R') indiquera la nature de l'acide soluble. On pourra, s'il existe des quantités suffisantes de cet acide, reprendre les vingt grammes de la liqueur, les traiter par la chaux jusqu'à neutralisation, évaporer au bain-marie, et traiter le résidu par quelques gouttes d'acide sulfurique et une grande quantité d'éther. En évaporant l'éther, on aura un résidu acide qu'on parviendra peut-être à faire cristalliser sous la forme d'un sel.

L'autre portion (trente grammes) sera traitée par l'acide phosphorique, puis la chaux, jusqu'à neutralisation. Le précipité recueilli, acidulé avec l'acide chlorhydrique, puis dialysé pendant quelques temps, servira à faire une digestion artificielle sur la fibrine. L'activité de cette digestion artificielle sera jugée par la quantité de fibrine transformée en peptone.

On aura ainsi évalué approximativement l'acidité et la richesse en pepsine du suc gastrique à examiner.

On ne possède encore que bien peu de données sur la physiologie comparée du suc gastrique chez les différents êtres. On sait seulement que tous les estomacs de Vertébrés possèdent un ferment peptique, lequel, étant acidifié naturellement ou par l'adjonction d'un acide, peut peptoniser les substances protéiques. Nous avons à examiner quelles sont comparativement la quantité de suc gastrique sécrété, la quantité d'acide, la quantité de ferment actif, enfin les conditions de température selon les diverses classes d'animaux.

La quantité de suc gastrique sécrété n'a été que bien

rarement recherchée par les physiologistes, et, en effet, cette recherche est impossible à faire d'une manière rigoureuse. Il faudrait d'abord déterminer les quantités relatives de suc gastrique et de mucus, savoir ce qui est absorbé par les veines stomacales, et ce qui passe par le pylore. Ce n'est pas tout; car, avec l'état du sang ou de la muqueuse, avec les aliments divers, le suc gastrique sera plus ou moins riche en pepsine, plus ou moins acide. Ce n'est donc pas la quantité d'eau qui dialysera à travers les glandes peptiques, mais la quantité de ferment digestif sécrété qu'il serait utile d'évaluer.

Quoi qu'il en soit de ces difficultés insolubles, Lehmann admet que les animaux peuvent, en vingt-quatre heures, sécréter un poids de suc gastrique équivalant au dixième de leur poids. Un homme pourrait donc sécréter par jour six à sept kilogrammes de suc gastrique. D'après Corvisart, un chien sécrète, en vingt-quatre heures, 50 à 60 gr. de suc gastrique par kilogramme de son poids. Malheureusement ces auteurs n'ont pas tenu compte de l'intermittence dans la sécrétion, ce qui rend leurs résultats presque sans valeur.

Il semble, ainsi que l'avaient à peu près constaté sur des chiens Tiedemann et Gmelin et Blondlot, que la quantité de liquide sécrété soit proportionnelle à la masse d'aliments. Sur le jeune Marcelin, atteint de fistule gastrique, l'acidité de la masse alimentaire ne variait que peu, quoique les aliments ingérés fussent neutres. Ainsi il fallait que l'estomac déversât sans cesse une nouvelle quantité de liquide acide pour maintenir la masse dans une acidité à peu près constante. La fermentation acide ne peut être regardée comme suffisamment énergique pour donner toute cette acidité. Il reste à savoir si la pepsine est sécrétée en même temps que l'acide et quelle est la quantité d'eau sécrétée en même temps que le ferment et l'acide : toutes questions à peu près sans réponse possible aujourd'hui.

Ainsi, pour ce qui est de la quantité de suc gastrique sécrété, il n'y a pas de donnée scientifique certaine, et on est borné à des conjectures.

L'acidité du suc gastrique est assez variable suivant les animaux auxquels on a affaire.

Sur l'homme, d'après des expériences très-nombreuses que je rapporte en détail un peu plus loin, l'acidité m'a donné, en moyenne, 1.7 avec un maximum de 3.4 et un minimum de 0.5. Je ne peux comprendre comment, dans les expériences faites à Dorpat sur une femme atteinte de fistule gastrique (1), l'acidité du suc gastrique ne répondait qu'à 0.200 d'acide.

Sur le chien, d'après Schmidt (2), Laborde (3) et Rabuteau (4), le suc gastrique aurait une acidité de 2.5 à 3.5 en moyenne. M. Laborde est même persuadé que cette acidité va jusqu'à 10 pour 1,000 (?). D'une manière générale, on peut donc dire que l'acidité du suc gastrique du chien est supérieure à celle de l'homme.

Les herbivores paraissent avoir une acidité inférieure à celle des carnivores. Sur le mouton, d'après Schmidt, l'acidité serait de 0.999 à 1.469, soit environ 1.2, c'est-à-dire inférieure à l'acidité des carnivores.

Ayant fait de nombreuses expériences sur la caillette des veaux, je puis affirmer que l'acidité des liquides contenus dans leur cavité stomacale est bien supérieure à ce chiffre de 1.2. Elle est de 2 grammes d'acide chlorhydrique par litre, en moyenne, ce qui pourrait faire supposer que le suc gastrique des herbivores est plus acide que le suc gastrique de l'homme. Mais cette conclusion serait manifestement erronée. En effet, les jeunes veaux, au début de leur existence, ne sont pas herbivores, mais carnivores, puisqu'ils se nourrissent du lait maternel. Alors même qu'ils commencent à prendre des aliments herbacés, ils continuent encore à s'allaiter, et on ne peut les appeler herbivores que lorsque l'allaitement a complétement cessé. Il serait intéressant de comparer l'acidité du suc gastrique d'un bœuf ou d'une vache à l'acidité du suc gastrique d'un veau.

(1) Schrœder, *Succi humani gastrici vis digestiva.* p. 36. Dorpat, nov. 1853.

(2) Bidder et Schmidt, *Die Verdauungssäfte.* Leipzig, 1852, p. 88.

(3) *Mém. de la Soc. de biol.*, 1874, p. 78.

(4) *Ibid.*, 1874.

L'estomac des Poissons est dans des conditions telles que la digestion gastrique est le fait dominant, presque exclusif, de la digestion des aliments. Comme de plus ces Vertébrés ingèrent des proies énormes, il ne faut pas s'étonner que leur suc gastrique soit extrêmement actif. J'ai fait quelques expériences sur ce sujet, tant à Paris qu'au Havre, à l'Aquarium et au Musée zoologique de cette ville (1).

Le premier fait qui frappe l'observateur qui examine le suc gastrique d'un Poisson vivant encore, ou mort depuis peu d'instants, c'est que le suc gastrique n'est pas liquide, comme le suc gastrique des Mammifères et des Oiseaux. C'est une masse mucilagineuse, difficilement miscible à l'eau, très-cohérente, et ne pouvant passer par le filtre. Le meilleur moyen de recueillir cette masse dans son plus grand état de pureté, est de prendre l'estomac d'un gros Poisson de mer (Squale, Baudroie, Roussette), vivant encore ou mort depuis peu de temps, de vider l'estomac de la masse qu'il contient, et de le laver, en y versant avec précaution quelques gouttes d'eau distillée. Puis on lie fortement l'œsophage, la ligature du détroit pylorique étant inutile. On chauffe ensuite l'estomac pendant quelques heures à une température de 40° environ ; au bout de ce temps, on ouvre l'estomac, et on peut retirer le suc gastrique qui s'est produit : c'est un mucus très-cohérent, très-acide, et qui, se dissolvant complétement dans l'eau, ne peut cependant pas filtrer en totalité, les dernières parties, très-filantes, étant incapables de filtrer.

Il semble aussi que la filtration lui fasse perdre une partie de ses propriétés. En effet, on peut, en mettant des morceaux d'albumine coagulée dans l'estomac, arriver à dissoudre et transformer complétement cette albumine, tandis qu'en prenant le même suc gastrique filtré, on ne peut obtenir cette transformation complète, ce qui s'explique facilement par ce fait, qu'une partie du suc gastrique reste sur le filtre.

(1) Je tiens à remercier ici M. G. Lennier, qui, avec sa bienveillance habituelle, m'a fait profiter des ressources scientifiques, malheureusement trop peu considérables, dont il dispose dans ces deux établissements.

L'examen microscopique confirme la supposition que ce liquide gastrique n'est pour ainsi dire que la partie superficielle de l'estomac. En effet, si on prend cette masse mucilagineuse, et si on la traite par le picrocarminate d'ammoniaque, on colorera la masse qui ne se mélangera pas au liquide. Le précipité rouge se comportera absolument comme un tissu, et pourra être lavé dans de l'eau, dans de la glycérine, etc. On pourra, par la dissociation de cette sorte de tissu, obtenir des préparations microscopiques, qu'une goutte d'acide acétique rendra très-transparentes.

Cet examen montrera qu'il s'agit d'un corps très-complexe, contenant :

1° De nombreuses cellules épithéliales, cylindriques. plus ou moins unies entre elles. Quelques-unes de ces cellules sont caliciformes.

2° Des groupes glanduleux, plus rares, se présentant sous la forme d'un amas de cellules polyédriques, sphériques ou nuclées.

3. Des débris divers (fibres musculaires, cellules de cartilage, cellules cornées, etc.), qui ont échappé au lavage préalable de la muqueuse.

4° Une matière amorphe et de fines granulations, à peine colorées par le réactif, englobant pour ainsi dire tous les éléments figurés signalés ci-dessus.

Ces faits sont assez importants, en ce qu'ils permettent de se faire une idée plus exacte sur la nature de la sécrétion en général, et de la sécrétion gastrique en particulier. Le suc gastrique, au moins chez les Poissons, dans ces conditions, n'est qu'une dépendance de la muqueuse : il est à la limite des tissus et des humeurs, en ce sens qu'on ne saurait dire si c'est un tissu ou une humeur. C'est la partie superficielle de la muqueuse, qui pendant la digestion s'est détachée de la partie profonde.

Néanmoins, comme la quantité de suc gastrique ainsi produit est toujours peu considérable, il vaut mieux, pour faire des digestions artificielles, employer le mélange de matières alimentaires à demi liquéfiées et de suc gastrique. A cet effet, on prend la masse contenue dans l'estomac, et on ajoute quatre à cinq fois son volume d'eau distillée. Cette opération est indispensable, sinon on ne pourrait pas faire filtrer la liqueur, et toute opération chimique précise deviendrait impossible.

L'examen des matières contenues dans l'estomac a un certain intérêt. Les proies avalées par les Poissons sont en général des Poissons de plus petite espèce, quelquefois des Seiches, des Crustacés, des Astéries. On trouve aussi des pierres, quelquefois très-volumineuses, des débris de squelette d'autres Poissons, etc.

Le tégument externe des Poissons présentant une grande résistance à l'action des liquides gastriques, et les pièces ingérées étant dégluties toutes vivantes sans être mâchées, le suc gastrique, pour agir, doit commencer à entamer les parties superficielles non revêtues de tégument. C'est toujours par les orifices branchiaux que commence la dissolution peptique. La tête ne tarde pas à se séparer du tronc, y restant encore attachée par la colonne vertébrale ; puis, par l'ouverture ainsi produite, le suc gastrique s'infiltre, et gagne peu à peu, en les dissolvant, tous les muscles du corps. Quant aux cartilages, ils sont ramollis comme lorsqu'ils sont traités par un acide, et ne paraissent être digérés que difficilement.

La réaction de l'estomac, sur des animaux vivants ou très-frais, est toujours très-acide. Sur des Poissons morts depuis quelques heures, la réaction est en général acide. Cependant elle est quelquefois alcaline, et en particulier chez la Raie.

Plusieurs fois, sur des Raies fraîches en apparence, j'ai constaté que la réaction de l'estomac était franchement alcaline avec une odeur ammoniacale très-prononcée. On ne peut guère expliquer cette exception, anomalie apparente, qu'en tenant compte de l'absence chez la Raie d'un détroit pylorique bien resserré. De plus, chez les Plagiostomes, le foie est très-volumineux, et la bile très-abondante. Par conséquent, après la mort, le liquide biliaire, alcalin, et prompt à subir la décomposition ammoniacale, pénètre dans l'estomac, et neutralise d'abord, puis rend alcalins les liquides acides contenus dans l'estomac. Mais cette alcalinité de la muqueuse n'est qu'un phénomène cadavérique : en effet, pendant la vie, la Raie a un suc gastrique très-acide ; je l'ai constaté directement sur une petite Raie vivante de l'Aquarium du Havre. Il est à noter qu'elle n'avait pas mangé depuis très-longtemps (4 à 5 mois), et que pourtant la muqueuse stomacale rougissait fortement le tournesol.

Ainsi, chez les Poissons, l'estomac est acide et agit sur les albuminoïdes : il paraît cependant qu'il y a quelques exceptions. Luchau dit (1) que, chez les Cyprins, l'estomac répond physiologiquement au pancréas, et que le suc gastrique de ces Poissons dissout la fibrine dans les solutions alcalines. Au contraire, le liquide sécrété par l'œsophage n'agit sur la fibrine que dans des solutions acides, et serait l'équivalent physiologique du suc gastrique. Selon Homburger (2), il est vrai que l'estomac des Cyprins agit sur l'amidon, les graisses et la fibrine dans une solution neutre ; il ne serait pas exact que les parties œsophagiennes pussent agir sur la fibrine dans une solution acide.

Davy a prétendu (3) que le suc gastrique des Poissons est capable de dissoudre les aliments, même quand son acide a été neutralisé.

Si cette opinion était exacte, elle établirait entre le suc gastrique des Poissons et le suc gastrique des autres Vertébrés une différence fondamentale. J'ai donc cherché à la vérifier.

Pour cela, je mélangeai à une petite quantité de fibrine, additionnée de pepsine artificielle, des fragments de la muqueuse stomacale d'un gros Brochet dont l'estomac contenait des restes à demi chymifiés et dissous ; cette muqueuse, débarrassée des liquides gastriques qu'elle avait sécrétés, était à peine acide. Après un séjour de douze heures dans l'étuve, la fibrine était putréfiée et répandait une odeur infecte. Il n'y

(1) *Centralbl. f. med. Wiss.*, 1877, n° 28.

(2) *Ibid.*, 1877, n° 31.

(3) *Physiolog. Researches*, 1863. Analysé dans le *Journ. de la Physiologie*, 1863. t. VI, p. 389.

avait donc pas eu de digestion de la fibrine; au contraire, cette même muqueuse de Brochet, mise en présence de la fibrine, et additionnée d'acide chlorhydrique, avait, au bout de trois heures, dissous et transformé la fibrine.

L'acidité du mucus gastrique des Poissons est considérable : cependant les auteurs qui se sont occupés des phénomènes de la digestion, n'ont jamais cherché à la mesurer. Voici quelques-uns des résultats auxquels je suis arrivé :

Pour mesurer cette acidité, il faut étendre la masse muqueuse qu'on retire de l'estomac de trois ou quatre fois son volume d'eau distillée. Le liquide filtré est ensuite dosé d'après les méthodes ordinaires.

Voici quelques chiffres qui indiquent, pour 1,000 grammes de suc gastrique, quelle est la quantité d'acide (évaluée en poids de HCl).

Raie (*Raja clavata*).	14.6
Baudroie (*Lophia piscatorius*).	6.2
Ange (*Squalus squatina*).	6.9
Le lendemain.	8.1
Ange (liquide provenant de trois individus)	11.8
Le lendemain.	12.6
Petite Roussette (*Scyllium catulus*).	6.9
Petite Roussette.	12.9
Grandes Roussettes (deux individus) (*Scyllium canicula*).	14.9
Le lendemain.	14.3
Brochets (deux individus).	6.0

La moyenne de ces chiffres est de 10 grammes environ d'acide chlorhydrique pour 1,000 grammes de liquide, ce qui peut s'exprimer en disant que le suc gastrique des poissons est de l'acide chlorhydrique au centième.

Ce résultat est important, même en physiologie générale, car je ne sache pas qu'on ait signalé d'autre exemple d'un liquide organique aussi acide dans les sécrétions des Vertébrés. Il était intéressant de chercher les conditions physiologiques suivant lesquelles cette acidité va en augmentant ou en diminuant. Ces conditions m'ont paru être au nombre de trois :

1° L'état de digestion;

2° La température ambiante;

3° La nature des gaz en contact avec l'estomac.

1. Si, en effet, on examine l'estomac des Poissons en pleine digestion, lorsque la cavité gastrique est remplie de matières alimentaires à demi digérées et en voie de dissolution, l'acidité de la masse sera considérable (de 10 à 14.9), tandis que, sur des poissons à jeun depuis quelque temps, c'est à peine si l'on peut recueillir quelques gouttes d'un mucus acide, mais rougissant faiblement le tournesol. Ainsi les conditions sont les mêmes pour les Poissons que pour les Vertébrés supérieurs, et il se fait, pendant la digestion, une abondante sécrétion acide.

La quantité de la masse alimentaire très-acide, contenue dans l'estomac pendant la pleine digestion, est si grande que l'intestin est alors acide jusqu'à l'anus. En général, il n'en est pas ainsi. Ainsi, dans l'état de jeûne, à partir du détroit pylorique, la réaction de la muqueuse est alcaline. Ce fait est constant chez tous les Poissons. Mais, pendant la digestion, la réaction de l'intestin varie selon les espèces. Chez la Raie, elle est constamment alcaline; tandis que, chez la Baudroie, le papier de tournesol est rougi par tous les liquides intestinaux; mais, je le répète, c'est seulement pendant la digestion.

2. Les animaux à sang chaud ayant une température constante, on ne peut juger des modifications que la température ambiante exerce sur les réactions chimiques de l'organisme. Il n'en est pas ainsi des animaux à sang froid, chez qui la température est variable et dépendant de la température du milieu dans lequel ils sont plongés.

On doit donc admettre que, selon que les Poissons se trouvent dans de l'eau à 5° ou à 20°, leur corps tout entier subira le même changement de température. Par le fait de ce changement, les réactions chimiques se feront avec une intensité différente, d'autant plus grande que la température sera plus élevée.

Ce phénomène est assez simple; il est en harmonie avec tout ce que nous savons sur la nature des réactions chimiques qui se passent dans l'organisme. Cependant, il n'avait pas été soupçonné, et je n'y aurais pas probablement pensé, si le hasard ne m'avait fait examiner du suc gastrique de Poisson deux jours de suite. Or, l'un de ces jours était très-froid (à peine au-dessus de 0)., et l'autre relativement très-chaud : 15° environ. Le premier jour, tous les Poissons avaient un suc gastrique peu acide, tandis que, le lendemain, le suc gastrique de tous les autres était extrêmement acide. J'ai plusieurs fois ensuite répété cette observation. Quand il fait chaud, le suc gastrique des Poissons est bien plus acide que quand il fait froid.

J'ai fait, sur des Poissons vivants, plusieurs essais qui, par suite des difficultés de l'expérimentation, ne m'ont donné que des résultats incertains ou nuls.

Cependant, en faisant l'expérience, non plus sur l'animal vivant, mais sur l'estomac séparé, lié à ses deux bouts avec toutes les matières qu'il contenait, on réussit à développer par la chaleur l'acidité du suc gastrique. Pour cela, je pris deux Chiens de mer (*Galeus canis*) de même taille et vivant encore. Les deux estomacs urent rapidement enlevés, liés à leurs deux bouts et portés, l'un dans de l'eau à 30°, l'autre dans de l'eau froide.

Au bout de trois heures, je trouvai que l'acidité totale du premier était de 0.146, et celle du second (non chauffé) de 0.018 d'acide chlorhydrique. Par conséquent, la chaleur développe l'acidité de l'estomac sur l'animal vivant comme sur l'animal mort.

D'autres expériences m'ont donné le même résultat, quoique moins marqué : d'ailleurs, je me propose de revenir plus tard sur ce sujet très-important. Mais je crois que les faits que je viens d'énoncer permettent de conclure que la sécrétion acide de l'estomac est un phénomène chimique qui, comme la plupart des phénomènes de ce genre, est d'autant plus actif que la température est plus élevée, et que, pendant la vie, cette sécrétion s'opère comme après la mort. L'hypothèse d'une force vitale différente des actions chimiques, et cessant d'agir quand la vie de l'individu a cessé, doit donc être absolument abandonnée. La sécrétion de l'estomac, phénomène chimique, est soumise aux mêmes lois que les phénomènes chimiques qui se font dans les cornues et les alambics; et, si le phénomène est plus complexe, il est du même ordre.

3. Une autre condition contribue à augmenter l'acidité stomacale : c'est la présence d'une certaine quantité d'oxygène.

Ainsi, ayant détaché la muqueuse du cœcum stomacal d'un Congre, l'ayant broyée, et traitée par beaucoup d'eau, je séparai l'infusion en deux parties, que je plaçai dans l'étuve à 40°. Dans un flacon, je fis passer de l'oxygène pendant deux heures. Au bout de ce temps, je mesurai l'acidité de l'un et de l'autre liquide. Le liquide où l'oxygène avait passé avait une acidité totale de 0.49, tandis que l'autre n'avait que 0.28.

Avec du suc gastrique d'autres animaux, j'ai obtenu aussi les mêmes résultats; en sorte que le phénomène est très-général et s'applique aux Poissons comme aux autres Vertébrés.

Par la méthode des coefficients de partage, on peut démontrer que, chez les Poissons comme chez l'homme, le chien et le veau, l'acidité du suc gastrique n'est pas due à l'acide lactique, mais à un acide insoluble dans l'éther. La démonstration est d'autant plus nette que le suc gastrique est plus acide, et qu'il y a une très-faible quantité d'acides solubles.

Je vais donner quelques chiffres :

1.	Suc gastrique de Congre (traité par l'oxygène).	3.0 (1)	R > 30
	Éther.	Traces.	
2.	Suc gastrique de Congre (mêlé aux aliments).	4	R > 40
	Éther.	Traces.	
3.	Suc gastrique d'Ange.	48.0	R = 160
	Éther.	0.3	

(1) En poids de CaO, chaque unité exprimant 0.00097, soit 0.001 de chaux.

Reprise de cet éther :

3'	Éther.	0.16	R' = 5
	Eau.	0.8	
4.	Suc gastrique d'Ange.	30.2	R > 300
	Éther.	Traces.	
5.	Suc gastrique de Raie.	22.6	R > 200
	Éther.	Traces.	

Ce même suc gastrique, traité par dix fois son volume d'éther, ne céda que très-peu d'acide, puisque son acidité était de 22.2, après avoir été épuisé par cette grande quantité d'éther.

6.	Suc gastr. de Roussettes (*Sc. caniculus*).	30.4	R = 76
	Éther.	0.4	

Reprise de cet éther :

6'	Eau.	0.8	R' = 5.3 (1)
	Éther.	0.15	

Ces expériences nous montrent donc que l'acide du suc gastrique des Poissons est, comme chez les autres Vertébrés, un acide insoluble dans l'éther (très-probablement du chlorhydrate de leucine).

Il était intéressant d'étudier l'action du suc gastrique des Poissons sur le lait, qui n'entre pas dans leur consommation alimentaire.

Or le suc gastrique des Poissons coagule le lait et dissout la caséine, avec moins de facilité peut-être que le suc gastrique des autres animaux ; mais son action n'en est pas moins très-évidente.

J'ai pu extraire une pepsine assez active de l'estomac des Brochets et d'autres Poissons. Ayant lavé avec soin l'estomac de plusieurs gros Brochets, je découpai leur estomac en petits morceaux, et le broyai dans un mortier avec un peu d'eau acidulée à la température ordinaire. Le liquide, après filtration, fut

(1) Ce chiffre, comme celui de l'expérience 3 prouve que l'acide soluble dans l'éther est probablement de l'acide sarcolactique.

traité par une grande quantité d'alcool additionné de quelques gouttes d'éther. Au bout de trois jours, un précipité floconneux, blanc, s'était déposé au fond du vase. Ce précipité recueilli, lavé à l'alcool, redissous dans l'eau, m'a donné une solution de pepsine qui, non-seulement coagulait le lait en quelques minutes, mais encore, en quelques heures, peptonisait la caséine.

Pour me rendre compte de ce dernier fait, le lait digéré fut filtré. La liqueur filtrée ne précipitait plus par l'acide nitrique. Mais, traitée par l'alcool, elle devenait opalescente. Donc une partie de la caséine s'était transformée en peptone.

Un point qu'il faut noter, c'est qu'à la basse température où vivent en général les Poissons, la coagulation de la caséine ne peut plus s'opérer, mais qu'elle se fait instantanément quand on porte le mélange à une température un peu élevée.

J'ai fait plusieurs fois l'expérience suivante, qui m'a donné toujours le même résultat. Après avoir retiré l'estomac d'une Baudroie, et lié le pylore, on injecte, par l'œsophage, une certaine quantité de lait, de manière à distendre les parois stomacales, puis l'œsophage est solidement lié. On laisse ensuite, pendant deux ou trois heures, le lait dans l'estomac, et si on le place à une température basse (au-dessous de 15°), le lait reste liquide, devient très-filant, par suite de son mélange avec le suc gastrique, mais ne se coagule pas. Mais si, sans retirer ce lait de l'estomac, on élève la température à 40°, immédiatement la caséine se coagule en masse, avec toute la soudaineté d'une réaction de la chimie minérale.

Ainsi, l'opinion de quelques auteurs sur l'activité plus grande du suc gastrique aux basses températures, n'est pas exacte pour ce qui concerne le lait, puisqu'à 15° la caséine ne se coagule pas, tandis qu'elle se coagule sur-le-champ à 40°. Au contraire, il semble que la fibre musculaire soit déjà digérée à une basse température; je crois cependant avoir vu la digestion se faire plus activement si la température était portée à 40°, contrairement à l'opinion de Fick et Murisier, qui croient que le suc gastrique des Poissons est actif surtout à 20°.

En résumant ces diverses observations, nous voyons que :

1° L'estomac est séparé de l'intestin, chez la plupart des Poissons, par un canal très-étroit qu'on peut appeler *détroit pylorique*, et la présence de ce canal fait que, pour la digestion alimentaire, l'estomac a, dans cette classe de Vertébrés, un rôle prédominant.

2° L'acidité est, en moyenne, de 10 grammes d'acide chlorhydrique pour 1,000 grammes de suc gastrique, et elle peut atteindre jusqu'à 15 grammes : acidité considérable, dont il n'y a probablement pas d'autre exemple chez les Vertébrés.

3° Le suc gastrique n'est pas un liquide proprement dit, mais un mucus très-épais, constitué par une matière amorphe et granuleuse, englobant des débris épithéliaux et glandulaires.

4° L'acidité de l'estomac est bien plus prononcée pendant l'état de digestion qu'en dehors de cet état.

5° La chaleur extérieure, toutes conditions égales d'ailleurs, augmente l'acidité de l'estomac, et pendant la vie, et après la mort. L'oxygène paraît avoir la même influence.

6° Le suc gastrique des Poissons coagule le lait ; mais cette réaction ne se fait qu'à une température élevée.

On peut donc dire que chez tous les Vertébrés le suc gastrique est acide, mais moins acide chez ceux qui se nourrissent de matières végétales que chez ceux qui ont besoin de digérer de la chair. Il reste à savoir si la pepsine est sécrétée également par les uns et les autres, et si cette pepsine est également active.

D'après Schiff (1), si on place un Herbivore dans certaines conditions qu'il a précisées, c'est-à-dire si on lui fait absorber des peptogènes, son estomac devient apte à digérer la viande. Selon Longet (2), en acidifiant le suc gastrique des Herbivores, moins acide que celui des Carnivores, on lui donne une activité égale. D'ailleurs, on a pu extraire une pepsine active de l'estomac du Chien, du Chat, du Mouton, du Porc, et il est probable

(1) *Leç. sur la digestion*, t. II, p. 183.
(2) *Traité de physiol.*, t. I, p. 235.

qu'on pourrait en extraire de l'estomac de tous les Mammifères. Comme on ne sait pas précisément ce qu'est la pepsine, on n'a jamais pu comparer avec une suffisante précision son activité dans les diverses classes d'animaux.

Cette identité dans la constitution des ferments stomacaux permet de changer le régime d'un Herbivore et d'en faire un Carnivore, et réciproquement. D'après Longet (1), on peut nourrir un Carnassier de végétaux, et un Herbivore de viande. Colin (2) a vu que, si les Vaches et les Lapins digéraient très-bien la chair, les Solipèdes avaient beaucoup de peine à effectuer la digestion d'aliments fibrineux. La chair musculaire, le sang, étaient, au bout de six à dix heures, à peine attaqués par les liquides de l'estomac.

Il est d'ailleurs à remarquer que, parmi les Mammifères, tous les Herbivores commencent par être Carnivores, puisqu'ils se nourrissent du lait de leur mère, et que la constitution de leur suc gastrique ne semble pas changer. Tout au plus, au moment où l'animal cesse de s'allaiter, tend-il à devenir moins acide.

Hunter aurait remarqué que la force de l'estomac double chez les Oiseaux carnassiers (Goëland et Faucon) qu'on habitue à vivre d'orge. Presque tous les Oiseaux granivores peuvent se nourrir de viande. J'ai vu des Perroquets qui semblaient prendre un vif plaisir à un repas de viande crue.

Selon Spallanzani, le suc gastrique des Serpents agit avec une grande lenteur, ce que l'illustre physiologiste attribue à la basse température à laquelle cette digestion s'opère. Mais cette raison n'est pas suffisante, puisque cette basse température est aussi chez les Poissons, qui possèdent pourtant un suc gastrique très-actif.

D'après Schiff, la limite inférieure de l'activité de la pepsine serait pour les Vertébrés de 13°, de 5° d'après Kühne. Selon Murisier (3), la muqueuse stomacale du Chien et du Cochon est

(1) *Loc. cit.*, p. 235, t. I.

(2) *Loc. cit.*, p. 751, t. I.

(3) *Fick : Verhandl. der phys. medic. Gesellsch. zu Würtzb.*, 1873, p. 120.

inactive à 10°, tandis que chez les animaux à sang froid, la muqueuse peut encore digérer la fibrine à 0°. D'ailleurs, à la température de 40°, l'infusion stomacale des Poissons et des Batraciens serait encore active (1). Pour Wittich, la pepsine des Mammifères est très-active de 30° à 50°; mais, au-dessus comme au-dessous de ces températures, elle n'agit plus aussi rapidement. D'une manière générale, on peut dire que, sur ce point, comme sur tant d'autres, de nouvelles recherches précises sont encore à faire.

Telle est donc la constitution du suc gastrique des Vertébrés. Elle présente une uniformité remarquable, chez tous les êtres de cet embranchement. Car l'exception des Cyprins et des Cyclostomes est peu de chose : d'ailleurs elle aurait besoin d'être mieux constatée.

Chez les Invertébrés, il semble que la digestion stomacale s'opère d'après un type un peu différent. Par malheur, la science possède peu de données sur cette intéressante et difficile question. Aussi serai-je forcément très-court.

En étudiant, au point de vue anatomique, les glandes de l'estomac, nous avons vu que, parmi les animaux sans vertèbres, on n'avait trouvé véritablement de cellules glandulaires que chez les Aranéides et certains Insectes (Coléoptères carnassiers en particulier).

Les liquides sécrétés par ces glandes semblent acides, au moins chez le Scorpion, ainsi que M. Blanchard l'a constaté. Non-seulement ce suc est acide, mais encore il possède un ferment qui peut opérer des digestions artificielles.

Chez les Insectes, la question est plus douteuse. D'après Bash et Rengger (2), le liquide sécrété serait alcalin et agirait comme la diastase. D'après Burmeister (3), chez tous les Insectes, le suc gastrique serait acide. Schiff admet aussi cette acidité chez les Orthoptères (*Locusta*, *Gryllotalpa*, etc.).

(1) Hoppe Seyler, *Archives de Pflüger*, t. XIV, p. 395, a fait quelques expériences qui confirment l'opinion de Murisier.

(2) Cités par Milne Edwards. *Leç. sur la Phys.*, etc., t. V, p. 610

(3) *Handbuch der Entom.*, t. I, 1862.

Récemment, M. Jousset (1) a fait des recherches intéressantes sur ce sujet. Il a examiné le liquide sécrété par les cœcums gastriques de la Blatte (*Blatta orientalis*). Ce liquide serait faiblement acide, et pourrait transformer les matières albumineuses en peptones. Il aurait aussi une action sur les graisses, qu'il serait apte à émulsionner. Les glandes salivaires de ces Insectes sécrètent au contraire un liquide alcalin, qui agit sur l'amidon comme la salive des Mammifères, et le transforme en sucre.

M. Plateau (2) a confirmé une partie des expériences de Jousset ; cependant il pense que le liquide sécrété est alcalin. Nous ferons remarquer qu'on ne peut établir avec certitude que le suc des cœcums gastriques est alcalin, qu'en examinant ce liquide pendant la digestion même : à l'état de vacuité, le ventricule chylifique est certainement neutre : et malgré les expériences de Plateau, il est très-probable qu'il sécrète un liquide acide pendant la digestion, comme Schiff, Burmeister et Jousset l'ont admis.

L'estomac des grands Crustacés décapodes semble se prêter plus facilement à des expériences physiologiques. Cependant les seules expériences qui aient été à ma connaissance faites sur ce sujet, sont dues à Hoppe-Seyler (3). D'après cet auteur, la digestion est due aux organes verts placés près du foie. Du reste, comme il opérait avec tous les liquides digestifs, il n'est pas surprenant qu'il ait trouvé une triple action peptonisante, saccharifiante et émulsive des graisses, comme le liquide pancréatique des Vertébrés.

Avec des Langoustes on peut opérer d'une manière bien plus sûre, et faire une digestion artificielle avec les seuls liquides de l'estomac. Malheureusement je n'ai jamais trouvé ni sur des Langoustes, ni sur des Écrevisses, l'estomac en digestion, et rempli de matières alimentaires chymifiées à demi. Toujours

(1) *Comptes rendus de l'Ac. des Sc.*, 1876, p. 461.

(2) *Mémoires de l'Acad. de Belgique, Paris*, t. XLI. 1874, et *Comptes rendus de l'Acad. des sciences de* 1876, t. p. 545.

(3) *Archives de Pflüger*. t. XIV. p. 395. *Unterschiede im chemischem Bau und der Verdauung hoheren und niederen Thiere.*

cet estomac était vide; en tout cas, il était absolument neutre.

Cependant, cet estomac alcalin est doué de propriétés digestives énergiques. Broyé avec de l'eau, en présence de la fibrine du sang, il digère rapidement cette fibrine. Si on met comparativement un autre estomac d'Écrevisse avec de la fibrine et quelques gouttes d'acide chlorhydrique dilué, la dissolution de fibrine se fera à peine dans le milieu acide, tandis qu'elle se fera très-vite dans un milieu alcalin ou neutre. Il faut donc admettre que le suc gastrique des Écrevisses et des Langoustes, ainsi que je l'ai observé très-souvent, est actif dans un milieu neutre, contrairement au suc gastrique des Vertébrés.

On peut, par une dissection minutieuse, isoler l'estomac de la Langouste de tous les organes voisins, et en particulier du foie; toutefois il est probable qu'il reste toujours un peu de bile dans l'estomac, car, au contact de l'air, l'estomac devient très-foncé et brunâtre; en sorte qu'au bout de deux à trois heures, l'estomac, primitivement incolore, est devenu presque noir, et l'eau avec laquelle on l'a mélangé passe sur le filtre avec sa couleur foncée.

Quand on laisse ainsi l'estomac d'une Langouste ou d'une Écrevisse, après l'avoir broyé dans de l'eau, il se digère lui-même avec une rapidité surprenante. En moins d'une heure, la tunique musculaire a disparu, et l'estomac est réduit à sa tunique cuticulaire seule, qui se présente sous l'aspect d'une sorte d'utricule demi-rigide qu'on peut insuffler. La fibrine musculaire dissoute est d'abord coagulable par la chaleur; mais, par l'effet d'une digestion plus prolongée, elle n'est plus coagulable. Cette digestion si rapide s'opère sans le secours d'un acide.

Il est vrai de dire qu'au contact de l'oxygène de l'air, ou par l'effet de la peptonisation, l'estomac devenait acide; mais, comme je neutralisais successivement son acidité à mesure qu'elle se formait, la digestion se faisait dans un milieu neutre et même faiblement alcalin. Ainsi, chez ces Arthropodes, il semble que la peptonisation puisse se faire dans un milieu non acide. J'ajouterai qu'il serait assez difficile de comprendre que les Crustacés décapodes aient un suc gastrique acide, puisque leur estomac contient des masses calcaires, lesquelles, évidemment, ne pourraient pas se déposer dans un milieu acide. En mettant l'estomac d'une Écrevisse dans quelques gouttes d'eau acidulée, on voit l'acide carbonique se dégager et les parties calcaires se dissoudre.

Ces faits sont assez difficiles à interpréter, d'autant plus que l'estomac des Crustacés décapodes ne contient pas de cellules glandulaires, et que nous ne savons pas quel est l'agent de la digestion. En épuisant par l'eau un estomac de Langouste, filtrant et précipitant par l'alcool, j'ai obtenu un ferment brunâtre, soluble dans l'eau, et précipitant de nouveau par l'alcool. Mais, par cette précipitation, il avait probablement perdu une partie de ses propriétés, car il n'agissait plus sur la fibrine. Il ne pouvait non plus saccharifier l'amidon.

Il est donc vraisemblable que, pendant la digestion, l'estomac des Crustacés ne devient pas acide; mais pour être absolument certain que l'Écrevisse ou la Langouste digèrent dans un milieu alcalin, il faudrait prendre des individus bien vivants, et en pleine digestion.

Pour ce qui a trait à la digestion gastrique des autres animaux, nos données sont encore plus insuffisantes.

D'après M. Paul Bert (1), les glandes salivaires de la Sèche sécrètent un liquide acide qui sert à la digestion. Les aliments ainsi acidifiés sont dissous dans l'organe stomacal musculeux, qui n'agit que comme triturateur et ne sécrète pas de liquide. Ces aliments ne s'introduisent pas dans le cœcum spiral. Une partie d'entre eux est absorbée, l'autre partie est rejetée par l'intestin.

D'après Claude Bernard (2), pendant la digestion, les Limaces sécrètent un suc gastrique acide, qui se mélange avec les aliments. Quand la digestion gastrique est effectuée, le foie déverse dans l'estomac un liquide sucré, incolore.

J'ai cherché à voir quelles étaient les réactions de l'estomac

(1) *Mém. de la Soc. des sc. phys. et natur. de Bordeaux*, I, V. p. 115. 1857.
(2) *Leçons de phys. exp.* T. I, p. 101.

sur les Actinies (*A. Crassicornis*). Si on verse quelques gouttes de teinture de tournesol dans la cavité gastrique d'une Actinie, le liquide est promptement absorbé ; mais la matière colorante va se fixer sur les parois de l'organe, et d'après sa coloration, on peut juger si les sucs sécrétés sont acides ou alcalins. A l'état normal, la teinture de tournesol reste manifestement bleue. Si on fait digérer à l'Actinie des fragments de viande, la coloration restera bleue. Par conséquent, les sucs digestifs de ces animaux semblent être alcalins ou neutres. Il est possible cependant que le contact avec le tournesol ait altéré les fonctions de leur estomac.

On voit que la science possède très-peu de notions sur le suc gastrique des Invertébrés. Cependant il paraît probable qu'excepté les Aranéides et les Coléoptères, les Invertébrés n'ont pas de suc gastrique acide, analogue au liquide sécrété par les glandes stomacales des Vertébrés. Des recherches complètes sur ce point présenteraient le plus grand intérêt.

III

Du suc gastrique mélangé aux aliments, et de l'action du suc gastrique sur les aliments.

Le véritable intérêt de l'histoire du suc gastrique est bien plutôt dans son action sur les aliments, que dans sa constitution chimique propre. En effet, ce qu'il importe au physiologiste de savoir, c'est comment des matières insolubles deviennent solubles, et quelle est l'évolution chimique des aliments depuis le moment où ils entrent dans l'estomac jusqu'au moment où ils passent dans le sang : mais, ne pouvant traiter tous les phénomènes de la digestion et de l'absorption stomacales, je me bornerai à examiner l'action du suc gastrique sur les aliments.

Ainsi que l'avait deviné le génie de Spallanzani, cette action n'est pas le résultat d'une force vitale mystérieuse, d'une puissance occulte développée par l'âme des êtres vivants; c'est un simple phénomène chimique qu'on peut étudier dans un flacon, sans invoquer d'autre secours que celui d'une chaleur de 40 degrés. Après que Spallanzani eut inauguré la méthode des digestions artificielles, de nombreuses recherches vinrent préciser le rôle du suc gastrique, et par conséquent de l'estomac, dans les phénomènes chimiques de la digestion.

La première question qui se pose à l'expérimentateur, c'est de savoir quelle est, dans les différentes périodes de la digestion, l'acidité du liquide mixte (suc gastrique, boissons et aliments liquéfiés) contenu dans l'estomac. Nous possédons peu de données sur ce sujet, car Schiff (1) n'a essayé de connaître que la quantité d'acide nécessaire pour faire dans de bonnes conditions des digestions artificielles. Les autres observateurs, examinant d'ailleurs le suc gastrique des animaux et non celui de l'homme, se sont occupés uniquement de l'acidité du suc gastrique pur (2).

J'ai pensé qu'il serait peut-être avantageux de profiter du cas exceptionnel de fistule gastrique qu'il m'était permis d'examiner, pour étudier cette question, et je donne ici, sous forme de tableau, les résultats de mes dosages. Ces dosages acidimétriques ont été faits avec l'eau de baryte et la teinture de tournesol. Le liquide gastrique étant filtré, dix centimètres cubes de cette liqueur étaient dosés d'après les méthodes classiques; souvent ces liquides étaient colorés par le vin, mais cette coloration était trop faible pour gêner le titrage au moyen du tournesol. D'ailleurs la substance colorante du

(1) *Leçons sur la physiologie de la digestion*, t. II, p. 1 et suiv.

(2) Récemment, Kretschi a examiné aussi l'acidité de l'estomac dans un cas de fistule gastrique chez une femme. Il est arrivé à des résultats analogues aux miens, quoique un peu différents. En dehors de l'état de digestion, le liquide de l'estomac lui a paru neutre, tandis que, chez Marcelin, quoique l'acidité fût faible, elle était constante. Cela tient sans doute à ce que, chez ce dernier, la salive ne pouvait pas arriver à l'estomac. L'acidité était si faible, et surtout le suc gastrique si peu abondant, qu'il aurait fallu peu de salive pour neutraliser le liquide sécrété.

vin devient incolore ou brunâtre dès qu'il y a un excès d'alcali, et il ne serait presque pas besoin de tournesol pour reconnaître le moment où l'acidité de la substance a cessé.

La première colonne du tableau placé ci-dessous indique la nature des aliments ingérés; dans la seconde colonne est marqué le temps qui s'est écoulé entre le moment où les aliments ont été ingérés et le moment où ils ont été examinés; la troisième colonne contient des indications diverses sur l'état de l'estomac, la quantité des liquides, la présence ou l'absence du vin, etc. La quatrième colonne indique quelle est l'acidité du liquide gastrique. Cette acidité est rapportée en poids à l'acide chlorhydrique (HCl.) pour mille grammes de suc gastrique. J'ai supprimé naturellement les deux dernières décimales que le calcul m'avait données. Ces deux chiffres n'auraient pas de valeur; ils représentent des centigrammes et des milligrammes pour un litre, et par conséquent, pour les dix centimètres cubes sur lesquels j'opérais, des dixièmes et des centièmes de milligramme. Les longues séries de chiffres qu'on admire dans certains ouvrages allemands ne sont que l'illusion de l'exactitude.

Expér.	Aliments ingérés.	Moment de la digestion	Observations.	Poids en HCl.
1			Mucus du matin, — pas d'aliments, — très-peu abondant, — recueilli pendant trois jours.	1.3
2			Suc gastrique pur, obtenu par la mastication d'aliments sapides. — Injection d'une petite quantité d'eau..................	0.8
3			Suc gastrique pur............	2.1
4			Id.	1.7
5			Id.	0.9
6	Choux-fleurs......	1 h.	Pas de vin..................	1.9
7	Sucre de canne....	1 h.	Id.	1.2
8	Lait (400 gr.)......	» h. 30	Id.	0.7
9	Lait (400 gr.)......	1 h.	Presque tout le lait a déjà été absorbé..................	1.4
10	Pois et graisse.....	1 h.	Pas de vin.,.................	1.2
11	Pomm. de t., graisse.	1 h.	Beaucoup de liquide, — vin....	2.4
12	Id.......	1 h.	Pas de vin..................	0.7
13	Sucre de canne....	1 h.	Injecté dans l'estomac vide, — il reste peu de liquide.........	0.7
14	Id.......	1 h.	Id.	1,1
15	Pomm. de t., graisse.	1 h.	Pas de vin...............,...	1.4
16	Eau-de-vie........	» h. 30	Injecté dans l'estomac vide, — il reste peu de liquide......,..	1.8
17	Id.......	« h. 40	Id.	2.1
18	Pomm. de t., graisse.	1 h.	Beaucoup de liquide, — pas de vin......................	1.7
19	Eau-de-vie........	» h. 45	....	2.1
20	Viande...........	1 h. 30	Beaucoup de liquide...........	1.4
21	Pomm. de t., graisse.	1 h.	Id. pas de vin.	1.5
22	Viande...........	1 h. 30	Id. Id...	1.8
23	Id...,.........	3 h.	C'est le même liquide que dans l'expérience 22; mais on avait injecté, au bout de 1 h. 30, du sucre de canne dans l'estomac. A la fin, il ne restait que peu de liquide...,............	1.7
24	Riz et graisse......	1 h. 30	Vin..........,.............	2.3
25	Pois et graisse.....	» »	Beaucoup de liquide..........	2.1
26	Epinards..........	1 h. 45	Id. ...,.....	1.2
27	Vermic. et graisse.	1 h. 45	Pas de vin..................	1.5
28	Riz et graisse.....	1 h. 45	Beaucoup de liquide..........	1.1
20	Soupe et graisse...	1 h. 45	Vin.......................	2.4
31	Pois et graisse.....	2 h.	—	1.6
39	Id.........	3 h.	Même aliment que précédemment. On l'a extrait de l'estomac 1 heure après. Il y avait encore beaucoup de liquide.....................	2.3
32	Lentilles et œufs....	2 h.	Beaucoup de liquide..........	1.9
33	Soupe, graisse, pain.	2 h.	Pas de vin..................	1.5
34	Haricots..........	2 h.	— beaucoup de liquide.	1.8

Expér.	Aliments ingérés.	Moment de la digestion	Observations.	Poids en HCl.
35	Haricots..........	2 h.	Même liquide que précédemment. Mis de côté et examiné trois jours après, en hiver........	1.8
36	Epinards..........	2 h.	Pas de vin, beaucoup de liquide.	2.5
37	Riz et graisse......	2 h.	Id..............	0.7
38	Vermicelle et graisse.	2 h. 30	Id..............	1.5
39	Pomm. de t., graisse.	2 h. 15	Une injection d'eau a été faite dans l'estomac 45 m. avant qu'on examinât le liquide. — L'eau est absorbée à la fin de l'expérience................	1.0
40	Pommes de terre...	2 h. 30	Injection de vin, faite 1 h. 30 auparavant................	2.7
41	Pois et graisse.....	2 h. 30	Id..............	2.7
42	Pomm. de t., graisse.	2 h. 30	Id..............	2.1
43	Choux-fleurs, graiss.	2 h. 45	Id..............	2.1
44	Viande...........	2 h. 30	....	1.8
45	Riz, graisse et vin..	2 h. 30	....	1.5
46	Lentilles et œufs...	2 h. 45	Au bout de 2 h., injection d'eau de Vichy. — Il reste peu de liquide....................	0.8
47	Riz et graisse.....	2 h. 45	....	1.5
48	Choux-fleurs......	2 h. 30	....	2.4
49	Macaroni, graisse..	2 h. 15	Beaucoup de liquide.........	2.4
50	Id.......	3 h. 45	Le même que précédemment; mais tous les liquides sont absorbés...................	2.4
51	Pomm. de t., graisse.	2 h. 30	Vin......................	2.1
52	Choux-fleurs......	2 h. 30	Peu de liquide..............	2.4
53	Pomm. de t., graisse.	3 h.	Vin......................	2.4
54	Pomm. de t., graisse.	3 h.	Lait......................	2.7
55	Soupe à l'oignon...	3 h.	Vin......................	2.1
56	Choux-fleurs, graiss.	2 h. 45	Vin. — Beaucoup de liquide...	2.1
57	Pomm. de t., graisse.	2 h. 15	45 m. auparavant, injection d'une grande quantité d'eau. — Presque toute l'eau a été absorbée.	1.0
58	Vermicelle, graisse.	1 h. 45	Sans vin...................	1.5
59	Id........	3 h 15	Du vin a été injecté à ce moment dans l'estomac. — Même expérience que l'expérience 58.	2.2
60	Riz et graisse......	3 h.	Sans vin....................	0.7
61	Id........	3 h. 45	Du vin a été injecté dans l'estomac 1 h. 45 auparavant. — Même expérience que l'expérience 60.................	2.7
62	Pomm. de t., graisse	3 h.	Peu de liquide..............	2.3
63	Id.......	3 h. 45	Une injection d'eau-de-vie a été faite 1 h. auparavant dans l'estomac....................	3.4
64	Riz et graisse......	3 h. 15	1 h. 15 auparavant, une injection de 200 cc. d'une solution d'acide citrique a été faite dans	

Expér.	Aliments ingérés,	Moment de la digestion	Observations.	Poids en HCl.
64	Riz et graisse (suite).	3 h. 15	l'estomac. Cette solution équivalait à 5 gr. 2 (p. 1.000) d'acide chlorhydrique.—Par conséquent, l'acidité de la solution a diminué. — Il reste peu de liquide................	3.2
65	Œufs et sucre.....	3 h. 30	....	2.0
66	Epinards..........	4 h.	Beaucoup de liquide aqueux, à peine acide................	0.5
67	Pomm. de t., graisse.	3 h.	Injection d'une grande quantité d'eau 45 m. auparavant. Presque toute l'eau a été absorbée.	1.0
68	Tapioca,..........	4 h. 30	Beaucoup de liquide...........	1.7
69	Viande............	4 h. 15	Peu de liquide................	2.7
70	Id.............	5 h. 30	Une heure auparavant, ingestion d'eau......................	0.9
			Moyenne des 70 observations....	1.74

Examinons maintenant quelques-uns de ces chiffres, et voyons les conclusions que l'on peut en tirer.

En général, les moyennes ne donnent que des résultats assez imparfaits ; cependant, dans l'espèce, il semble que la moyenne de ces 70 observations ait une certaine valeur. En effet, j'ai étudié l'acidité de l'estomac dans presque toutes les circonstances physiologiques qui peuvent la modifier : absence d'aliments, aliments gras, féculents, sucrés, albuminoïdes, avec ingestion d'eau, de liquides alcalins (eau de Vichy) ou acides. Par conséquent la moyenne est assez générale, et, sans pouvoir s'appliquer rigoureusement à un cas particulier, peut être regardée comme à peu près exacte pour la généralité des cas, et embrasser l'ensemble des conditions physiologiques qui se rencontrent dans la digestion stomacale.

Si nous examinons comparativement les cas dans lesquels les liquides ingérés sont encore très-abondants, et les cas dans lesquels presque tout le liquide a été absorbé, nous voyons qu'il n'y a pour ainsi dire pas de différence dans l'acidité des liquides gastriques, selon leur quantité. La conclusion est que la sécrétion de suc gastrique acide semble se conformer à la quantité des liquides ingérés dans l'estomac. Cependant, ainsi que je le démontrerai postérieurement, l'acidité n'est pas due seulement à la sécrétion acide, mais encore à la fermentation acide des aliments ingérés. Il semble donc que la fermentation et la sécrétion acide marchent de concert, de manière à atteindre un certain degré d'acidité, et qu'il y ait une sorte d'équilibre intérieur réglé par les circulations artérielle, veineuse et lymphatique. Ce qui démontre le même fait, c'est qu'en injectant (exp. 64) une solution d'acide citrique équivalant à 5. 2 d'acide chlorhydrique, l'acidité de l'estomac, au lieu d'augmenter, diminue, et tend à revenir à l'acidité normale (3. 2). Si, au lieu d'avoir affaire à un liquide contenu dans un organe vivant, on avait un liquide extrait de l'estomac, les acidités se surajouteraient : mais il n'en est pas ainsi quand on ingère une certaine quantité d'acide. L'excès d'acide, probablement par dialyse avec le sang alcalin, à travers les minces parois des capillaires, disparaît, jusqu'au moment où le liquide stomacal est revenu à un état d'acidité plus ou moins voisin de son état normal.

Quelques médecins ont cru que l'usage des alcalins (eau de Vichy, etc.) augmentait l'acidité de l'estomac en provoquant une sécrétion acide plus abondante. L'expérience 46 prouve que cette hypothèse n'est pas exacte. A la vérité, le liquide alcalin est neutralisé, et les liquides stomacaux tendent à reprendre leur acidité normale; mais cette acidité consécutive n'est pas plus accusée que l'acidité antérieure : au contraire, elle est notablement plus faible (0.8).

On voit aussi que le vin tend à augmenter l'acidité ; le fait n'a rien de surprenant, attendu que le vin est acide. D'ailleurs les tartrates sont décomposés par l'acide chlorhydrique, et quand on ingère du vin, l'acide tartrique est mis en liberté. Cependant il n'est pas douteux que l'alcool ne contribue à augmenter l'acidité. En effet, dans les expériences (16, 17, 19, 63), où il y a eu ingestion d'eau-de-vie, l'acidité moyenne est de 2. 7, c'est-à-dire plus élevée que dans les cas où il y a du vin, et supérieure de 1. 0 à la moyenne générale (1).

On peut aussi voir que l'acidité tend à augmenter vers la fin de la digestion; si on prend la moyenne des expériences où la digestion a duré une heure, on a une moyenne inférieure à la normale. On a une moyenne supérieure quand la digestion a duré trois heures (2).

Quoique je n'aie pas d'expériences bien précises sur l'absorption stomacale, je ferai remarquer avec quelle rapidité l'eau ingérée disparaît. Au bout d'une demi-heure, d'une heure tout au plus, il n'en reste plus de traces, de sorte que l'acidité finale n'en éprouve guère de modifications. Au contraire, quand on injecte du sucre de canne, l'exosmose de la solution sucrée est bien plus lente, ce qui tend à rendre plus faible l'acidité des liquides stomacaux. — Si on prend la moyenne des expériences 13, 14, 7 et 23, on trouvera 1. 2, chiffre inférieur à la moyenne générale.

En résumé, il me semble que l'on peut admettre les conclusions suivantes :

(1) Il est probable qu'on peut généraliser ce fait de l'équilibre des réactions stomacales. Quand les liquides ingérés ont une certaine acidité (de 3 gr. environ), l'estomac ne sécrète plus de suc acide. Dans les fermentations anormales qu'on observe chez certains dyspeptiques, il se fait aussi en grand excès de l'acide lactique et de l'acide butyrique. Dans toutes ces circonstances, par suite de l'acidité exagérée de l'estomac, l'acide chlorhydrique n'est plus sécrété, et comme il est très-certainement de tous les acides le plus favorable à la digestion, la digestion stomacale est entravée.

L'indication est donc, soit de saturer cet excès d'acide par des liquides alcalins, soit de donner en boissons des solutions d'acide chlorhydrique (2 gr. pour 1,000 gr.). Et, en effet, ces deux médications semblent également réussir, d'après les données empiriques de la pratique médicale. Mais ce n'est que par l'analyse exacte des fonctions de l'estomac qu'on arrive à comprendre comment les alcalins et l'acide chlorhydrique peuvent agir de la même manière dans des cas identiques. C'est toujours en remédiant au défaut d'acide chlorhydrique.

Nous pouvons aussi comprendre pourquoi l'ingestion d'aliments acides (vinaigre, vin, citron, etc.) est nuisible à une bonne digestion. La sécrétion acide ne peut plus se faire, et des acides organiques (acétique, citrique, tartrique) sont substitués à l'acide chlorhydrique, lequel agit bien plus puissamment que ces acides, pour dissoudre l'albumine.

(2) Il faut cependant tenir compte de la présence du vin dans les digestions longues, lesquelles sont par cela même rendues plus acides. J'avais beaucoup de peine à déterminer Marcelin à ne pas prendre de vin. Cette fâcheuse fantaisie m'a beaucoup gêné.

1° L'acidité du suc gastrique pur est en moyenne de 1.3 en poids d'acide chlorhydrique par litre;

2° L'acidité du suc gastrique mélangé aux aliments est en moyenne de 1. 7, et tend à augmenter légèrement à la fin de la digestion. La quantité des liquides contenus dans l'estomac, non plus que leur qualité, n'exerce d'influence bien sensible;

3° L'alcool et le vin augmentent, le sucre de canne diminue l'acidité;

4° Après l'injection de liquides acides ou de liquides alcalins, les liquides stomacaux tendent à revenir à leur état normal, et à se rapprocher de l'acidité moyenne.

Nous avons montré comment l'étude des acides du suc gastrique était facilitée par la méthode des rapports de partage. Cette méthode m'a donné aussi quelques résultats pour le suc gastrique mixte. Quoique l'exposé de ces recherches puisse paraître un peu long, je crois nécessaire d'entrer dans quelques détails.

Si on recueille dans un vase les liquides contenus dans la caillette des Veaux, une masse brunâtre, fécaloïde, pâteuse, mélangée de paille broyée et de grains de sable, se dépose en quelques heures au fond du vase. Cette masse est surnagée par un liquide jaunâtre qu'on peut décanter et filtrer. C'est ce liquide, transparent, citrin, exhalant une odeur aigrelette *sui generis*, que j'ai analysé par la méthode des coefficients de partage. Voici mes résultats :

1.	Suc gastrique.	18.6	R = 28.6
	Éther.	0.65	
2.	Suc gastrique.	18.7	R = 30.6
	Éther.	10.6	
3.	Suc gastrique.	18.3	R = 30.5
	Éther.	0.6	
4.	Suc gastrique.	18.5	R = 30.8
	Éther.	0.6	
5.	Suc gastrique.	17.8	R = 29.8
	Éther.	0.6	

Si on prend la moyenne de ces cinq expériences très-concordantes, on arrive à un rapport de partage = 30, qui est beaucoup plus élevé que le coefficient de partage de l'acide lactique (10), mais bien inférieur à celui de l'acide chlorhydrique seul.

Il est très-probable qu'il se trouve donc, à côté de l'acide chlorhydrique en excès, des quantités notables d'un acide ou même de plusieurs acides solubles dans l'éther; mais le rapport de ces acides solubles à l'acide insoluble est assez inconstant, et varie selon l'alimentation. Ainsi, avec d'autres sucs gastriques de Veau, j'ai obtenu des nombres différents :

6.	Suc gastrique.	20.0	R = 25
	Éther.	0.85	
7.	Suc gastrique.	20.0	R = 50
	Éther.	0.4	

D'ailleurs, avec ces deux expériences, la moyenne du rapport de partage ne change guère, et la moyenne finale des sept expériences donne un rapport de partage égal à 32.

Remarquons d'abord la différence qu'il y a entre ce rapport de partage et celui du suc gastrique pur, tel qu'on peut l'obtenir en lavant la muqueuse et en la faisant, après ce lavage, macérer dans l'eau. Le rapport de partage est bien supérieur (88), ce qui indique que la quantité des acides organiques est plus faible.

En reprenant par l'eau l'éther qui a ainsi épuisé le suc gastrique, on peut obtenir un nouveau rapport de partage, lequel servira à nous faire connaître la nature de l'acide soluble dans l'éther ; voici les chiffres relatifs à cette recherche :

8.	Eau.	0 9	R' = 3
	Éther.	0.3	

Ayant agité avec l'éther, à plusieurs reprises, une quantité notable de suc gastrique mixte de veau, et ayant évaporé une partie de l'éther de manière à rendre la solution plus concentrée, j'ai obtenu le rapport suivant :

9.	Eau.	1.2	R' = 2.4
	Éther.	0.5	

Enfin, dans d'autres expériences, j'ai obtenu les rapports suivants :

R' = 2.4	
R' = 2.6	En moyenne, 2.6
R' = 2.5	

On voit que ce rapport de partage se rapproche beaucoup de celui que nous avions trouvé pour le suc gastrique pur, et que c'est probablement de l'acide sarcolactique, ainsi que semble le confirmer l'expérience rapportée plus haut, qui m'a permis d'extraire un lactate de zinc cristallisable.

D'ailleurs, ainsi que je l'ai déjà dit à propos du suc gastrique pur, par une série de traitements successifs par l'éther, on voit le rapport de partage s'élever à mesure que l'éther enlève des quantités notables de l'acide soluble, sans qu'il change la quantité de l'acide insoluble.

Voici quelques chiffres :

1.	Suc gastrique.	20.0	$R_1 = 25.0$
	Éther.	0,85	
2.	Suc gastrique.	19.0	$R_2 = 31.5$
	Éther.	0.6	
3.	Suc gastrique.	18.1	$R_3 = 32\ 7$
	Éther.	0.54	
4.	Suc gastrique.	17.5	$R_4 = 43.3$
	Éther.	0.4	
5.	Suc gastrique.	17.4	$R_5 = 43.3$
	Éther.	0.4	
6.	Suc gastrique.	17.3	$R_6 = 43.2$
	Éther.	0.4	
7.	Suc gastrique.	15.5	$R_7 = 51.3$
	Éther.	0.3	

On a par conséquent les chiffres :

R_1	R_2	R_3	R_4	R_5	R_6	R_7
25.0	31.5	32.7	43.7	43.3	43.2	51.3

qui vont en croissant plus ou moins régulièrement (les erreurs tenant à la deuxième décimale sont plus ou moins marquées), et qui indiquent l'existence d'un acide libre minéral en excès.

Si maintenant on veut partir de ce rapport de partage moyen

$$R = 32.0$$

pour calculer la quantité d'acide sarcolactique existant dans le suc gastrique mixte de Veau (et ce calcul ne peut être que très-approximatif), il faudra, pour l'équation suivante, en appelant x et x' les quantités d'acide sarcolactique libre dissous dans l'eau (x) et dans l'éther (x'), y et y' les quantités d'acide chlorhydrique libre dissous dans l'eau (y) et dans l'éther (y'),

$\frac{y}{y'} = 500$ (coefficient de partage de l'acide chlorhydrique).

$\frac{x}{x'} = 4$ (coefficient de partage de l'acide sarcolactique).

$$\left.\begin{array}{l} x + y = 18.5 \\ x' + y' = 0.6 \end{array}\right\} \text{ ce qui donne } \left\{\begin{array}{l} x = 2.36 \\ y = 16.14 \end{array}\right.$$

Ce qui fait à peu près, en équivalents, un huitième d'acide sarcolactique, pour sept huitièmes d'acide chlorhydrique, et en poids, un tiers d'acide sarcolactique pour deux tiers d'acide chlorhydrique.

J'ai fait les mêmes expériences sur le suc gastrique humain mixte, c'est-à-dire mélangé avec les aliments et les boissons, mais j'ai trouvé constamment une plus grande diversité, ce qui tient évidemment à la diversité de l'alimentation.

Je me contente de donner quelques chiffres :

1. Suc gastrique. 19.0 } R = 23.0
   Éther. 0.8 }
2. Suc gastrique. 17.2 } R = 86.0 (œufs avec vin).
   Éther. 0.2 }
3. Suc gastrique. 20.4 } R = 50.1 (œufs sans vin).
   Éther. 0.4 }
4. Suc gastrique 15.2. } R = 30.4 (œufs sans vin).
   Éther. 0.5 }

5. Suc gastrique 17,0 } R = 34 (viande et vin, digestion de 2 h.).
Éther 0.5 }

6. Suc gastrique 22.7 } R = 45.2 id.
Éther 0.5 }

7. Suc gastrique 15.2 } R = 50.6 (viande sans vin).
Éther. 0.3 }

8. Suc gastrique 34.1 } R = 14.2 id.
Éther 2.4 }

Je pourrais rapporter encore un grand nombre d'expériences, mais rien ne serait plus fastidieux qu'un tel amas de chiffres ; si on ne cherchait pas à en tirer des conclusions intéressantes au point de vue des modifications chimiques que subissent les aliments pendant la digestion.

On voit d'abord qu'il y a un très-grand écart dans les rapports de partage, ce qu'il est facile de prévoir. Supposons en effet qu'on ait pris du vinaigre : le rapport de partage baissera immédiatement, par suite de la présence de l'acide acétique, etc. Aussi une moyenne (elle est de 54 pour ces 8 expériences) ne donnerait-elle aucun résultat.

Quant au rapport de partage des acides solubles dans l'éther, il paraît être à peu près le même que pour le liquide gastrique du veau :

Œufs (moyenne de sept expériences) = 3.1
Viande (moyenne de dix expériences) = 2.8

On voit que cette moyenne se rapproche beaucoup aussi du coefficient de partage de l'acide sarcolactique.

Enfin, si on fait sur la portion aqueuse, contenant l'acide insoluble, une série de traitements successifs, on voit le rapport de partage

$$R_1, R_2, R_3,$$

aller en croissant, et on a les chiffres suivants :

$$R_1 = 48,8$$
$$R_2 = 84,2$$
$$R_3 = 101.3$$
$$R_4 = 151.0$$

On peut démontrer que, même dans le suc gastrique filtré, il se trouve des acides gras à coefficient de partage très-élevé; ainsi, en faisant par l'éther un traitement du suc gastrique, et en reprenant successivement par l'eau l'éther acide, on a un rapport de partage R' allant en décroissant, en sorte qu'il reste à la fin un acide très-soluble dans l'éther.

Suc gastrique	20.3	R = 25.6
Éther	0.8	
Éther	0.7	$R'_1 = 3.3$
Eau	2.3	
Éther	0.7	$R'_2 = 1.6$
Eau	1.1	
Éther	0.4	$R'_3 = 1.1$
Eau	0.5	

Ainsi le rapport de partage va successivement en décroissant :

3.3 1.6 1.1

Naturellement, je ne donne pas ici tous les chiffres que j'ai obtenus; ils sont d'ailleurs en harmonie avec ceux que je rapporte, et permettent d'arriver aux mêmes résultats, que l'on peut formuler en deux propositions générales :

1° En traitant le suc gastrique mixte par l'éther, on peut extraire des acides qui semblent être constitués surtout par de l'acide sarcolactique;

2° Outre cet acide, le suc gastrique mixte contient encore un acide insoluble dans l'éther, qui semble être de l'acide chlorhydrique faiblement combiné, et qui est toujours en excès.

Ces deux propositions étant démontrées, nous passons maintenant à un autre sujet, à savoir : la variation proportionnelle de ces acides, selon les transformations chimiques des aliments.

Quand on compare l'acidité du liquide gastrique mixte, au moment où il sort de l'estomac, à l'acidité de ce liquide, après qu'on l'a chauffé quelque temps dans une étuve (1) à

(1) Je me suis servi, pour ces digestions artificielles, de l'ingénieux appareil que M. Darsonval a récemment imaginé, et qu'il a eu l'obligeance de mettre à ma disposi-

40 degrés, on voit que l'acidité du liquide a augmenté dans une proportion souvent considérable (1).

Le fait est trop important pour que je ne le prouve pas par des chiffres :

1	Suc gastrique avec œufs, sans vin.	non chauffé	26.6	Différ. 5.9
		chauffé	33.5	
2	Id.	non chauffé	24.7	Différ. 18.4
		chauffé	43.1	
3	— viande sans vin.	non chauffé	18.8	Différ. 9.7
		chauffé	28.5	
4	— viande et vin.	non chauffé	41.1	Différ. 13.0
		chauffé	54.1	
5	Id.	non chauffé	32.5	Différ. 5.8
		chauffé	38.3	
6	Id.	non chauffé	32.8	Différ. 1.9
		chauffé	34.7	
7	Id.	non chauffé	31.9	Différ. 2.2
		chauffé	34.1	
8	Id.	non chauffé	42.1	Différ. 5.9
		chauffé	48.0	

Chacune de ces unités représente, pour dix centimètres cubes de suc gastrique, 0,0005 de chaux, soit un demi-milligramme, ce qui fait, pour mille grammes de suc gastrique, une valeur d'un demi-décigramme par unité.

Si maintenant on calcule la proportion pour 100 d'acide formé par la digestion artificielle, on arrive à voir que, si l'acidité primitive est supposée égale à 100, elle a augmenté des quantités suivantes :

Exp. 1	22.1
Exp. 2	70.4

tion. On peut obtenir, à l'aide de cette étuve, des températures constantes jusqu'à 75 degrés.

(1) Ce fait, que je croyais et que je crois encore nouveau, aurait été, au dire de Salkowski (*Centralblatt für die med. Wissenschaften*, 1877, p. 796, n°44), déjà observé par Maly. Cette assertion ne me paraît pas fondée. Maly croit qu'il y a des fermentations par des infusoires, dans des conditions pathologiques. Mais, à l'état normal, il n'a jamais trouvé de fermentations dans l'estomac.

Exp. 3	51.6
Exp. 4	34.3
Exp. 5	17.8
Exp. 6	5.8
Exp. 7	6.8
Exp. 8	14.0

Avec le lait, les différences sont encore plus prononcées ; mais nous traiterons plus loin de la digestion du lait, laquelle, vu son importance et l'intérêt des questions théoriques et pratiques qui s'y rattachent, mérite d'être étudiée en détail.

Cette acidification des aliments mélangés au suc gastrique doit être rapprochée de ce fait, que, dans le suc gastrique mixte, la proportion des acides organiques a augmenté. Tout se passe comme si, par l'action d'un ferment spécial, les matières alimentaires se transformaient en peptones et en acides, l'acide formé servant à faciliter la transformation des matières albuminoïdes en peptones, et cela sans le secours de la sécrétion de la muqueuse stomacale.

Par des temps chauds, la fermentation peut s'opérer sur le filtre, en sorte que l'acidité augmente au fur et à mesure que le liquide filtre.

	I	II	III	IV	V
1. Début de la filtration :	24.7	33.9	30.3	37.5	51.0
Le lendemain, totalité :	31.2	43.1	34.7	41,1	54.1
Différ. :	6.5	9.2	4.4	3.6	3.1

2. Début de la filtration :	29.9		
Plus tard (un quart d'heure) :	30.7	Différ. :	0.8
Plus tard (une heure) :	34.9	—	4.2
— —	36.2	—	1.3
— —	38.6	—	2.4
— —	39.1	—	0.5
— —	39.4	—	0.3

Il faut, ce semble, attribuer une partie de ces différences à l'action osmotique exercée par le papier à filtre (1). Ainsi, dans

(1) Selon Külz (*Deutche Zeitschrift fur practische Medizin*, 1875, n° 27), le liquide

un cas, l'acidité du liquide non filtré était de 32.05, et les premières parties ayant filtré n'avaient qu'une acidité de 30. Cependant, il est inutile de dire que ces faibles différences ne peuvent expliquer les écarts considérables qu'on observe entre le liquide gastrique récent et celui qui a prolongé son action sur les matières alimentaires. Aussi, pouvons-nous dire que, par son action sur les aliments, le suc gastrique, déjà très-acide, augmente encore d'acidité, et que la fermentation concourt, comme la sécrétion, à l'acidité des liquides gastriques.

Voici une autre expérience qui démontre bien l'influence des fermentations sur l'acidité des matières alimentaires. Du suc gastrique, mêlé à des œufs à moitié digérés, est filtré, et, quand tout le liquide a passé, au bout de deux jours, l'acidité totale représente 0.18 centigrammes de chaux. Les parties solides, bien égouttées, traitées par une assez grande quantité d'eau, sont, pendant six heures, chauffées à 42°. Après filtration, le nouveau liquide a une acidité totale de 0.22 centigrammes de chaux. Par conséquent, il s'est formé des acides, par fermentation des matières alimentaires imprégnées de suc gastrique dans l'eau tiède.

L'examen du rapport de partage, dans ces différents cas, prouve bien qu'il s'est formé des acides organiques dans le liquide gastrique.

1. *Suc gastrique avec œufs et vin.*

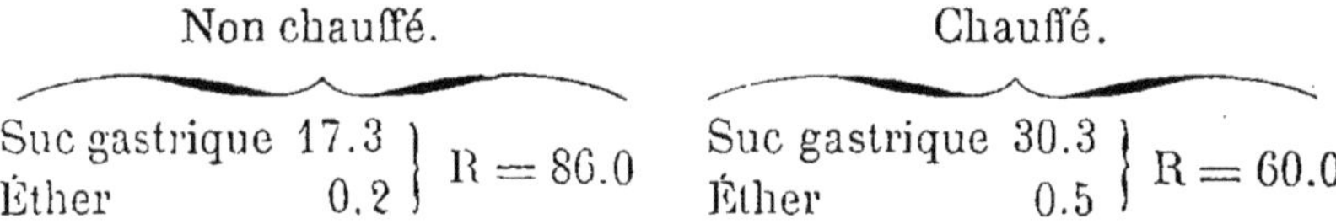

Non chauffé.			Chauffé.		
Suc gastrique	17.3	R = 86.0	Suc gastrique	30.3	R = 60.0
Éther	0.2		Éther	0.5	

gastrique qui a dû passer sur un papier à filtre est moins actif que le suc gastrique qui n'a pas été filtré. Cette observation, que Külz a peut-être exagérée, me paraît assez juste, surtout si on prend des liquides très-denses et filtrant mal. Les premières parties sont aqueuses, et ce qui reste sur le filtre est très-actif. Cela est vrai en particulier pour le suc gastrique des Poissons. Il est probable que les cellules d'épithélium, ou leur protoplasma, ne peuvent pas filtrer à travers le papier avec autant de facilité que le reste. Néamoins, même avec les liquides filtrés, on obtient encore de très-bonnes digestions artificielles.

2. *Suc gastrique avec œufs sans vin.*

Non chauffé.			Chauffé.		
Suc gastrique	20.4	R = 50.1	Suc gastrique	25.5	R = 31.7
Éther	0.4		Éther	0.8	

Cette expérience est doublement instructive, puisqu'elle nous montre, d'une part, l'acidité augmenter de 17 à 30, de 20 à 25, et, d'autre part, le rapport de partage s'abaisser de 86 à 60, de 50 à 31. Nous pouvons donc regarder le fait comme suffisamment démontré.

Ainsi, d'une manière générale, on peut dire que, pendant la digestion, la masse alimentaire s'acidifie, non-seulement par suite de la sécrétion gastrique, qui vient toujours verser de nouvelles quantités d'acide, mais encore par suite de la fermentation acide, qui se développe en dehors de toute sécrétion stomacale dans la masse alimentaire imbibée de suc gastrique. De même que, sans le secours des glandes, le suc gastrique pur devient plus acide, de même ce suc gastrique, mêlé aux aliments, devient plus acide, sans le secours des sécrétions glandulaires. Il faut rapprocher ces deux faits, qui sont évidemment de même ordre.

Différentes objections m'ont été faites, non sur les faits eux-mêmes, mais sur leur signification physiologique. Ainsi, à la Société de Biologie, M. Laborde m'a fait observer que ce n'était pas là de la digestion, mais de la putréfaction, et Salkowski (1) a ajouté que ces formations acides étaient dues à des vibrioniens.

Il est facile de répondre à ces deux objections. D'abord, il ne peut être question de putréfaction dans le sens ordinaire de ce mot. J'ai des liquides gastriques (février 1878) recueillis depuis le mois de mai 1877, et conservés dans des tubes scellés, qui sont encore limpides comme le jour où ils avaient filtré. Quelques-uns, il est vrai, sont troubles, mais tous ont encore

(1) *Centralblatt f. d. medic. Wissensch.*, 1877, p. 796, n° 44.

l'odeur aigrelette des matières stomacales, et aucun d'eux n'exhale l'odeur infecte qui se dégage des matières organiques putréfiées.

D'ailleurs, est-il possible de supposer qu'il y ait, en deux ou trois heures, décomposition spontanée d'un liquide extrait de l'estomac et mis immédiatement dans un matras de verre? En faisant cela, je ne changeais les conditions physiologiques que dans des limites rigoureusement déterminées, nécessaires à l'expérimentation, et autorisant à en déduire des conclusions formelles. En somme, la question peut se poser ainsi : Le liquide extrait de l'estomac, mis dans un tube, et chauffé à 42°, devient, au bout de deux heures, plus acide qu'il n'était auparavant. Si, au lieu d'être dans un matras, il était resté dans l'estomac, se serait-il comporté de même? Pour moi, la réponse n'est pas douteuse, et j'ajoute qu'il en sera ainsi pour tous ceux qui, depuis Spallanzani, ont fait des digestions artificielles. Certes, dans l'estomac, par suite des mouvements mécaniques, par suite de la sécrétion et de l'absorption stomacales, il se produira des phénomènes complexes que nous ne pourrons pas nous procurer avec un matras scellé et une étuve; mais nous pourrons cependant, avec le matras et l'étuve, déduire quelques faits très-évidents. Avec des expériences *in vitro*, il est permis de faire l'histoire presque complète de la digestion stomacale, et c'est ainsi que, depuis un siècle, on a pu étudier les phénomènes de la digestion. Si, sous prétexte de rigueur scientifique, on ne tenait aucun compte de ces expériences, parce qu'elles n'ont pas été faites dans l'estomac d'un animal vivant, on serait limité à de bien pauvres ressources.

La seconde objection n'est pas une objection proprement dite, puisqu'elle ne contredit pas les faits que j'ai avancés. C'est plutôt une remarque, intéressante d'ailleurs, et soulevant une question fondamentale sur laquelle je compte revenir. En tout cas, s'il était prouvé que cette fermentation acide est due à des ferments organisés (ferments lactique, butyrique, acétique et autres), cela ne changerait en rien les résultats de mes expériences. Si les vibrions pullulent, comme je m'en suis assuré, dans le suc gastrique alimentaire chauffé à 42°, ils doivent, pour la même cause et de la même manière, être très-abondants dans l'estomac, et y accomplir leurs évolutions et leurs transformations chimiques, aussi bien que dans un matras lavé à l'acide sulfurique et scellé à la lampe. Certes, pendant le court passage de la sonde gastrique au col du matras, les liquides gastriques ont pu se charger de germes : cela est possible et même probable, mais l'estomac n'est-il pas tout aussi bien exposé à recevoir des germes? Tout ce que nous mangeons est resté longtemps à l'air libre, et est probablement chargé de germes; depuis l'air mécaniquement retenu dans les aliments, tels que le pain, les boissons liquides, etc., jusqu'à ces aliments dans lesquels les infusoires pullulent (fromage, figues sèches, etc.), tout est cause de fermentation organisée, et si dans le matras scellé ces infusoires fourmillent, ils fourmilleront aussi dans l'estomac (1).

Cette question de l'influence des ferments figurés sur le suc gastrique et la digestion est importante, surtout pour la digestion du lait, et j'ai fait beaucoup d'expériences sur ce sujet.

Si on prend du lait, et si on l'abandonne à lui-même, à la température de 35 à 40 degrés, au bout de 24 et de 48 heures, le lait est devenu très-acide, la caséine s'est coagulée sous l'influence de l'acide lactique qui s'est développé dans le liquide, le sucre s'est changé en acide lactique; en même temps, un autre ferment a donné de l'acide butyrique.

Mais, si on n'ajoute ni du suc gastrique, ni des alcalins pour neutraliser l'acide lactique au fur et à mesure qu'il se produit, cette acidité atteindra bientôt une certaine limite, qui est d'environ 15 gr. d'acide lactique pour 1,000 gr.

Si on ajoute des traces d'éther, de chloroforme, de borate

(1) Colin en a trouvé dans les matières alimentaires digérées. *Physiol. comparée*, t. I, p. 733 et p. 767. — Voy. aussi Gruby et Delafond: *Recherches sur les animalcules qui se développent en grand nombre dans l'estomac et les intestins pendant la digestion des herbivores et des carnivores. Comptes rendus de l'Acad. des sciences*, 1843, p. 1304. Je rappellerai aussi que, selon Nencki, le pancréas contient normalement des infusoires.

de soude ou d'acide phénique, la fermentation lactique sera arrêtée, mais non entravée.

Au contraire, en ajoutant une grande quantité de phénol, de manière que cette substance ne puisse se dissoudre qu'en partie, on arrête complétement la fermentation lactique.

La fermentation butyrique est arrêtée plus facilement que la fermentation lactique ; et alors que des traces d'acide phénique ne font que ralentir le développement du ferment lactique, le ferment butyrique est complétement arrêté dans son évolution.

Si, au lieu d'ajouter du phénol, on ajoute un acide minéral fort, en quantité suffisante, 2 à 4 gr. pour 1,000, la fermentation lactique est arrêtée presque aussi complétement que par le phénol.

Du lait additionné de 2,2 d'acide chlorhydrique, et ensemencé avec une goutte de lait aigri, n'avait augmenté, au bout de treize jours, par une température de 30 degrés, que d'une acidité très-faible, environ 1,5 d'acide lactique.

Avec l'acide sulfurique on obtient un résultat identique. J'ai répété nombre de fois ces expériences. Le lait acidulé par un acide minéral fort ne fermente pas. Examiné au bout de plusieurs semaines, il n'a pas perdu son odeur normale. Il n'y a ni putréfaction, ni cette odeur rance qui se dégage du lait aigri.

On pouvait supposer, ainsi que je l'ai fait d'abord, ainsi que Boutron et Fremy l'avaient établi dans leur mémoire (1) que l'absence de fermentation lactique était due à l'acidité du milieu. Cependant cette opinion est erronée; car si, dans les mêmes conditions, on traite le lait par du suc gastrique, les fermentations lactique et butyrique prennent une grande activité. Ainsi le même lait qui, traité par l'acide chlorhydrique, n'avait donné, au bout de treize jours, qu'un gramme et demi d'acide lactique, lorqu'il fut traité par le suc gastrique, a donné les proportions suivantes d'acide lactique :

Le lendemain, de	6.7
Au bout de cinq jours, de	14.9
Au bout de treize jours, de	33.1

(1) *Ann. de chimie et de physique*, 1841, II, p. 271.

Par conséquent, tandis qu'avec l'acide chlorhydrique, son acidité n'avait augmenté que d'1.5, avec le suc gastrique, il avait augmenté de 33,1, ce qui fait un rapport de 1 à 20 environ.

Si nous résumons ces faits, nous verrons :

1. Que l'acidité du lait due à la fermentation lactique, si elle n'est pas successivement neutralisée, ne dépasse pas une certaine limite, environ 16 gr. d'acide lactique (pour 1,000 gr.);

2. Que le lait traité par un acide minéral fort ne fermente presque plus ;

3. Que le lait mélangé au suc gastrique fermente jusqu'à acquérir une acidité de 33 gr. et même 40 gr. d'acide lactique.

Ainsi le suc gastrique a une aptitude spéciale à développer les fermentations lactique et butyrique (1), et cette aptitude est d'autant plus marquée qu'il est moins acide. Si on injecte dans l'estomac du lait alcalin ou légèrement acide, au bout d'une heure, l'acidité des liquides stomacaux est extrême. Je l'ai vérifié souvent sur Marcelin et sur un chien à qui, dans le laboratoire de M. Bert, j'avais fait une fistule gastrique. La fermentation lactique s'opère donc dans l'estomac avec une grande activité : il en est de même de la fermentation butyrique, et c'est à ces fermentations qu'il faut rattacher ces productions de gaz inflammables qu'on a parfois constatées sur l'homme : ces gaz semblent constitués tantôt par l'hydrogène, tantôt par le gaz des marais (2). Maly a établi aussi que la muqueuse stomacale, au contact du sérum du sang, de la glycose, de la dextrine, fermentait, et donnait de l'acide lactique, par suite du développement de bactéries et de ferments organisés (3).

J'ai cherché à voir si cette aptitude spéciale à développer ains la fermentation lactique se retrouverait chez les animaux qui, à aucun âge de leur vie, ne digèrent le lait. J'ai injecté dans l'estomac d'un petit Brochet vivant quelques grammes de lait ; au

(1) Hoppe-Seyler (*Physiologische Chemie*, 1878) dit que la fermentation lactique n'a pas lieu dans l'estomac. Cette assertion est absolument contraire à tout ce que j'ai vu et que je rapporte ici.

(2) Carius et Popoff., *Berl. Klin. Wochensblatt*, 1870, n° 38. — Ewald, *Reicherts Archiv.*, 1873, n° 2, p. 217. — Schultze, *Berl. Klin. Wochensblatt.*, 1874, n°s 27 et 28.

(3) *Annalen der Chemie and Pharmacie*, 1874, p. 227.

bout d'une heure, la caséine avait disparu entièrement, et le liquide qui restait dans l'estomac était très-acide, bien plus acide qu'il ne l'est en général chez les Poissons à jeun. De plus, le suc gastrique de Poisson coagule énergiquement le lait tout comme la présure extraite de la caillette des veaux (1).

Ainsi le suc gastrique agit d'une manière spéciale sur la fermentation lactique du lait; mais il ne suffisait pas de rapporter ce fait, il fallait chercher, par de nouvelles expériences, à assigner une cause à cette action.

Maly, en mettant une muqueuse gastrique de porc en présence de glycose, de lactose et de dextrine, a vu qu'il se formait de l'acide lactique. Pour lui, c'est une fermentation due à des microphytes; car, en ajoutant du phénol, l'acidité n'augmente pas, et la production d'acide lactique cesse complétement (2).

Il y aurait quelques réserves à faire sur cette opinion de Maly.

En effet, même sans mettre de glycose ou de dextrine, il aurait pu voir l'acidité de l'infusion stomacale augmenter, ainsi que nous aurons l'occasion de le dire plus loin, et il fallait faire des expériences comparatives, qui seules permettent de juger la question,

D'ailleurs, j'ai souvent répété des expériences analogues. Du suc gastrique, ou l'infusion de la muqueuse stomacale, en présence de la lactose pure, n'ont jamais pu déterminer de fermentation lactique, et c'est à peine si le mélange augmentait d'acidité.

Nous nous trouvons donc en présence de deux faits, contradictoires en apparence :

1o La fermentation lactique du lait est activée par le suc gastrique;

(1) Ce fait n'est pas en contradiction avec la théorie de l'évolution. En effet, la muqueuse gastrique des Poissons ayant à peu près les mêmes propriétés que la muqueuse gastrique des Mammifères, si le lait est un aliment spécialement convenable à l'estomac des Mammifères, il doit être aussi très-facilement digérable par les Poissons. J'ajoute que cette action du suc gastrique des Poissons sur le lait a été vue avant moi par Hammarsten (cité par Hoppe-Seyler, *loc. cit.*, p. 219), et il y a près d'un siècle et demi par Andry, *Des aliments*, p. 362.

(2) *Ann. d. Chem. et Pharm.*, t. CLXXIII, p. 227.

2° Une solution pure de lactose ne fermente pas sous l'influence du suc gastrique.

Mais il n'y a jamais de contradiction entre deux vérités. Si elles paraissent se contredire, c'est qu'on n'a pas compris leur véritable signification.

Les expériences suivantes permettent de mieux comprendre ce phénomène de la fermentation du lait.

On prend du lait et on le coagule par le suc gastrique, puis on sépare la liqueur en deux portions. L'une est mise à l'étuve avec la caséine coagulée, et l'autre est mise à l'étuve après avoir été filtrée, de manière que ni la caséine ni les graisses ne passent dans la liqueur.

Or l'acidité de la liqueur filtrée, même au bout de six mois, ne dépasse pas 1.6 d'acide lactique pour 100 grammes, tandis que l'acidité de la liqueur non filtrée atteint, au bout de quelques jours, 4 grammes d'acide lactique.

Constamment j'ai retrouvé le même fait en opérant avec du suc gastrique d'Homme, de Chien, de Veau, de Poisson, ou avec la pepsine commerciale de Hottot (suc gastrique de porc). Il y a toujours une grande différence entre la fermentation du lait en présence de la caséine ou sans caséine.

Cependant, même le petit-lait ainsi obtenu fermente, puisque environ le tiers du sucre de lait est transformé en acide lactique. Mais toute la caséine n'est pas précipitée, et il en reste une partie en solution (lactoprotéine, caséine soluble), ainsi qu'on peut s'en rendre compte en traitant par l'alcool le lait filtré. Il y a un précipité plus ou moins abondant, dû à la coagulation de matières albuminoïdes insolubles dans l'alcool, mais dissoutes dans le petit-lait.

Cette hypothèse est confirmée par l'expérience suivante : Du lait est coagulé par l'alcool filtré, évaporé à consistance presque sirupeuse, coagulé de nouveau par un mélange d'eau et d'alcool, et filtré. L'alcool est chassé par évaporation au bain-marie, et on ajoute au résidu autant d'eau qu'il y en avait dans la liqueur lactée primitive. Cette solution représente évidemment du lait avec toute sa lactose et ses sels minéraux, mais avec sa caséine et sa lactoprotéine en moins. Or elle ne peut plus du tout fermenter, avec ou sans suc gastrique : et on ne peut plus y observer de formation d'acide lactique, même si on l'a ensemencée avec quelques gouttes de lait aigri.

Ainsi, pour que la lactose fermente, une matière protéique est nécessaire : et l'influence du suc gastrique ne se manifeste que si on laisse la caséine en contact avec la lactose, car le suc gastrique agit probablement en dissolvant la caséine. Son action sur la fermentation du sucre de lait n'est pas directe, mais médiate. *Il transforme la caséine insoluble en caséine soluble, et permet au ferment de se développer aux dépens des matières azotées dissoutes.*

A posteriori, l'expérience vient montrer qu'il en est ainsi. En effet, une solution de lactose et de suc gastrique ne fermente pas. Une solution de lactose et de caséine précipitée, insoluble, ne fermente pas. Une solution de lactose et de caséine dissoute dans du suc gastrique fermente.

Cependant il semble que dans le lait il y ait une condition spéciale, inconnue encore, favorable à la fermentation lactique, car cette solution de lactose et de caséine dissoute ne fermente pas aussi activement que du lait additionné de suc gastrique (1).

Résumant cette discussion, nous voyons que le lait, dès qu'il arrive dans l'estomac, fermente immédiatement, que le suc gastrique est le milieu le plus favorable à sa fermentation, mais que, s'il est très-acide, cette fermentation est plus lente. Quelques gouttes de lait dans un suc gastrique très-abondant et très-acide feront, au bout de deux heures, un liquide à peine plus acide qu'une masse considérable de lait alcalin avec quelques gouttes de suc gastrique. On peut retrouver ici la confirmation de ce que nous disions plus haut sur l'équilibre de l'acidité stomacale. Chez les jeunes animaux, cet équilibre est très-nécessaire. Quand ils ont ingéré beaucoup de lait, il faudrait une grande quantité de suc gastrique pour acidifier tout

(1) Hammarsten admet qu'il existe dans la muqueuse gastrique un ferment spécial qui coagule immédiatement la caséine, et qui est distinct de la pepsine. Il admet un autre ferment qui transforme la lactose en acide lactique.

ce lait, tandis que c'est le lait lui-même qui en fait les frais, et qui, par ses modifications propres, devient acide. Mais comme l'acidité de l'estomac ne doit pas dépasser une certaine limite, si le suc gastrique est très-acide et le lait peu abondant, cette fermentation est très-peu développée.

Si nous insistons ainsi sur la digestion du lait, c'est que le lait est l'aliment par excellence, celui qui convient à toutes les époques de la vie, et qui est nécessaire au développement des jeunes mammifères.

Il semble donc qu'il y ait entre ces deux liquides, le lait et le suc gastrique, une sorte d'affinité telle que la fermentation du lait ne se produise bien qu'en présence du suc gastrique. En effet, la fonction du lait est d'être digéré par le suc gastrique ; et on ne peut empêcher de voir dans cette relation une sorte d'adaptation acquise par l'hérédité.

La plupart des auteurs admettent que le suc gastrique s'oppose à la putréfaction ; mais il importe de faire sur ce fait quelques réserves.

D'abord, entre la sécrétion gastrique, la peptonisation, la fermentation, la putréfaction, il n'y a pas de limites nettement tranchées. Tous ces phénomènes sont des dédoublements chimiques, probablement avec hydratation et fixation d'oxygène, dont les termes ultimes sont l'ammoniaque, l'acide carbonique et l'eau.

La putréfaction est le terme final de la sécrétion gastrique, et s'observe, quoi qu'on en ait dit, dans certaines conditions.

Si on prend la muqueuse stomacale d'un Veau ou d'un Poisson, et si, après l'avoir bien lavée, on la broie dans de l'eau, on a après filtration un liquide faiblement acide qui, lorsqu'il est frais, a des propriétés digestives énergiques. Au contact de l'air il absorbe de l'oxygène et devient plus acide, sans que cependant son acidité devienne jamais bien considérable. Mais, si on n'a pas ajouté d'acide, on voit au bout de quelques jours le liquide primitivement transparent se troubler, et devenir opalescent ; cette transformation est presque subite, et, si la température est élevée, se fait en quelques heures. L'acidité, qui a d'abord rapidement augmenté, tend à augmenter encore, quoique beaucoup moins vite. Il se forme des acides gras très-solubles dans l'éther, répandant une odeur infecte. En un mot, l'infusion stomacale, qu'on peut regarder vraisemblablement comme du suc gastrique pur, mélangé à du mucus, se putréfie très-rapidement, contrairement à l'opinion généralement adoptée. Toutes les fois que j'ai fait une infusion stomacale sans acidifier la solution, je n'ai jamais pu conserver le liquide intact plus de deux ou trois jours, même en hiver.

Cette putréfaction n'est pas un phénomène différent des autres phénomènes chimiques de l'organisme : c'est seulement un phénomène d'oxydation plus avancé et probablement dirigé dans un autre sens. Dans l'organisme, à mesure que l'oxydation détruit les matières albumineuses, elles disparaissent et donnent, outre l'azote, l'acide carbonique, l'ammoniaque et l'urée, termes ultimes des actions chimiques de la nutrition, des produits volatils, acides gras complexes, acides amidés, bases ammoniacales, toutes substances qu'on retrouve dans la sueur, dans l'urine, dans les fèces, dans les produits de l'exhalation pulmonaire (*halitus sanguinis*), etc.

Le corps vivant est une sorte de laboratoire où se produisent à peu près les mêmes corps que par la putréfaction cadavérique. La différence est qu'il y a pendant la vie rénovation et élimination, tandis que sur le cadavre il n'y a ni renouvellement des éléments, ni élimination des produits, de composition.

En tout cas, pour le suc gastrique comme pour le lait, la putréfaction n'a pas lieu si on ajoute à l'infusion un acide en quantité suffisante. Il suffit que l'acidité soit de 1 gramme pour mille en acide chlorhydrique pour retarder de plusieurs jours la putréfaction. Avec quatre fois plus d'acide chlorhydrique, le retard est plus considérable et probablement indéfini. On peut, au bout de plusieurs semaines, faire parfaitement usage, pour des digestions artificielles, des infusions gastriques préalablement acidifiées.

Toutefois le fait que les solutions ainsi obtenues ne répandent pas d'odeur fétide, n'est pas suffisant pour dire qu'il n'y a pas putréfaction. La putréfaction n'existe pas dans le sens vulgaire du mot, mais en réalité la proportion des acides organiques a changé, et il s'est formé, comme nous l'avons vu plus haut, des acides gras supérieurs. Il est bon de noter le fait ; car, entre la putréfaction et la fermentation spontanée des liquides organiques, je ne vois pas quelle limite précise on pourrait établir. Le suc gastrique pur ne se putréfie pas, mais il fermente, il se transforme : c'est un degré de putréfaction moins complet que la décomposition cadavérique, mais c'est un phénomène chimique identique.

La pepsine n'a aucune influence pour entraver la putréfaction. Déjà Albertoni (1) avait vu qu'en chauffant le suc gastrique à 100 degrés, ce qui paralyse l'activité digestive de la pepsine, on n'empêche pas l'action antiputride du suc gastrique, tandis qu'en le neutralisant avec du carbonate de soude, on lui ôte cette propriété.

Mais néanmoins, la question étant controversée, j'ai essayé de la juger par l'expérience.

En somme, les acides minéraux, sulfurique, chlorhydrique, phosphorique, etc., empêchent tout autant que le suc gastrique la putréfaction de se produire. C'est donc à l'acidité du suc gastrique qu'est due son action, non pas antifermentescible, mais antiputride. Cette action est loin d'être complète, et elle est d'autant plus puissante que le suc gastrique est plus acide ; elle est au maximum dans les solutions artificielles de suc gastrique auxquelles on a ajouté beaucoup d'acide chlorhydrique. Elle est nulle dans le suc gastrique neutralisé.

Voici les expériences qu'on peut faire pour démontrer que le pouvoir antiseptique du suc gastrique n'existe pas : On prend de la fibrine de sang fraîche. On la met à l'étuve dans deux flacons, et on la mélange, dans un flacon avec de la pepsine, dans l'autre

(1) *Annotazioni di resultanse sperimentali ottenute nel laboratorio di Padova, nel anno* 1873. *Lo Sperimentale*, juin 1874.

flacon avec de l'acide chlorhydrique. Or on trouve toujours, au bout de quinze à vingt heures, la fibrine non acidifiée complétement putréfiée, tandis que la fibrine acidifiée, dissoute et non transformée, ne dégage aucune odeur. L'extrait gastrique à peine acide de la muqueuse stomacale se putréfie en deux jours; mais, si on y ajoute quelques gouttes d'acide chlorhydrique, il n'y a plus de putréfaction.

Une autre expérience, intéressante à plusieurs points de vue, consiste à dialyser une certaine quantité de suc gastrique acide dans une grande quantité d'eau. Les peptones sont dialysées, ainsi qu'une très-faible quantité d'acide, la majeure partie, comme nous l'avons indiqué plus haut, ne pouvant passer à travers la membrane. Or, dans la liqueur qui a été dialysée, et qui est très-peu acide, la putréfaction survient très-rapidement, quoiqu'il n'y ait que des peptones solubles, tandis que, dans la liqueur non dialysée, très-acide, la putréfaction ne survient jamais.

Ainsi, le soi-disant pouvoir antiseptique et antipudrique du suc gastrique avait reçu une fausse interprétation. Quelques gouttes d'acide chlorhydrique sont plus puissantes que de grandes quantités de pepsine (1).

Il n'y a donc pas lieu d'établir, comme on a essayé de le faire, un pouvoir mystérieux de conservation antiseptique qui fait de la secrétion stomacale un liquide exceptionnel, étranger aux altérations que subissent les autres humeurs de l'organisme.

Résumons maintenant les faits que nous venons de démontrer.

La sécrétion du suc gastrique se confond presque toujours avec la fermentation des matières alimentaires qui se trouvent dans l'estomac. L'exosmose et l'endosmose dont la cavité stomacale, pourvue largement de vaisseaux sanguins, est incessamment le siége, font que cette acidité reste à peu près constante, ne variant que dans de faibles proportions, tandis que la nature de

(1) Ce que dit Wittich (*loc. cit.*, p. 442) s'applique à la pepsine proprement dite ; celle-ci est évidemment, lorsqu'elle est desséchée, un corps assez stable qui ne se décompose pas comme les substances albuminoïdes.

l'acide libre, invariable pour le suc gastrique pur, est au contraire très-changeante selon l'alimentation. C'est une sorte d'économie de la nature, qui, prodigue de résultats, est avare de moyens, et supplée à une sécrétion acide, qui épuiserait l'organisme, par des fermentations de divers ordres, d'autant plus nettes que le liquide alimentaire est plus nécessaire à l'organisme, et qui atteignent leur maximum pour le lait. Si le suc gastrique est très-acide, c'est-à-dire très-riche en acide chlorhydrique, la fermentation et la putréfaction seront très-lentes ; si au contraire le suc gastrique est peu abondant et peu riche en acide chlorhydrique, la fermentation acide et la putréfaction seront très-promptes, comme si la nature voulait, dans les aliments mélangés au suc gastrique, établir une sorte d'équilibre constant. Cette fermentation, cette putréfaction, sont les phénomènes chimiques derniers de l'évolution des glandes gastriques, et on ne peut tracer de limite entre la sécrétion glandulaire et la putréfaction. Ce sont des oxydations successives et des dédoublements dont le résultat est sans doute très-différent, mais qui reconnaissent tous une seule et unique cause, à savoir les affinités chimiques.

Le rôle du suc gastrique dans la digestion des aliments a été étudié par un grand nombre d'auteurs. La conclusion générale est que le suc gastrique n'agit pas sur les aliments hydrocarbonés (graisse, amidon, sucre), et que son action se borne à la transformation des matières azotées, qui d'insolubles deviennent solubles.

Cependant quelques chimistes ont admis que le sucre de canne était transformé en glycose dans l'estomac (1). Longet s'est assuré que l'action du suc gastrique était due à son acide, et non à la pepsine (2). On sait, en effet, que les acides minéraux, même très-dilués, peuvent transformer la saccharose en glycose.

(1) Bouchardat et Sandras, *De la digestion des matières féculentes et sucrées, Supplément de l'Annuaire de thérapeutique pour* 1846. — Smith, *Expériences sur la digestion. Journ. de la physiologie.* 1858, t. I, p. 144. — Brown-Séquard, *ibid.*, p. 158

(2) *Traité de physiol.*, t. I, 2ᵉ édit., p. 248.

D'autres physiologistes, Blondlot, Frerichs (1), Rœbner (2), Dalton (3), ont nié que le suc gastrique puisse transformer le sucre de canne en glycose : Claude Bernard a trouvé dans le suc intestinal (4) un ferment inversif capable de transformer le sucre de canne en glycose.

De même que l'inversion du sucre de canne, la transformation des matières amylacées en glycose par le suc gastrique a été tantôt niée, tantôt affirmée par divers auteurs. Ainsi Smith (5), ayant fait quelques expériences sur A. de Saint-Martin, le même individu que Beaumont avait observé, conclut que le suc gastrique transforme l'amidon en glycose. Brown Séquard (6), utilisant la faculté qu'il a de rendre sans effort et sans nausée les aliments qu'il a pris, a constaté que la matière amylacée de l'arrow-root était promptement transformée en sucre dans l'estomac, tandis que, par l'action seule de la salive, cette action était beaucoup moins rapide. Pour Claude Bernard, tous les liquides muqueux de l'organisme auraient cette propriété diastatique, mais elle serait immédiatement arrêtée dans un milieu acide. Enfin Munk (7) a trouvé que la muqueuse stomacale du Porc, traitée par la glycérine, abandonnait un ferment qui, dans une solution parfaitement neutre, transforme l'amidon en sucre.

Toutefois, beaucoup d'auteurs (8) ont contesté cette propriété du suc gastrique. Longet a montré que le suc gastrique, neutralisé, exempt de salive, ne pouvait transformer la fécule en glycose (9). Mais, dans l'estomac, le suc gastrique est acide et il contient de la salive. Il faut donc voir, d'une part, si la salive mélangée au suc gastrique agit sur la fécule ; d'autre part si

(1) *Loc. cit.*

(2) *Disquisitiones de sacchari cannæ in tractu cibario mutationibus.* Diss. Breslau, 1859.

(3) *Americ. Journ. of med. sciences.* Oct. 1854.

(4) *Bullet. de la Soc. de biol*, 1877.

(5) *Loc. cit.*, p. 155.

(6) *Loc. cit.*, p. 158.

(7) *Ungeförmte Fermente in Thierkörper. Deutsche med. Wochensch*, 1876, n° 48.

(8) Mialhe, Dalton, Carpenter, Frerichs, Lehmann, *loc. cit.* — Colin, *Traité de physiol.*, t. I, p. 711. — Lenz, *Diss. inaug.* Greifswald, 1858.

(9) *Loc. cit.*, t. I, p. 190.

l'acidité du suc gastrique a une influence sur cette transformation.

Ce qui complique le problème, c'est que les matières albuminoïdes dissoutes, et aussi, selon Cl. Bernard (1), la gélatine, agissent sur la liqueur de Fehling (tartrate de cuivre et de potasse) et masquent la réaction de la glycose en dissolvant l'oxyde de cuivre précipité. On peut se débarrasser d'une partie des peptones en les précipitant par le sous-acétate de plomb; mais certaines peptones ne sont pas précipitées, et il en reste assez pour masquer la réaction glycosique en présence de la liqueur de Fehling.

Pour remédier à cet inconvénient, j'ai fait des essais avec une solution d'acide chlorhydrique au 2/1000°, c'est-à-dire à peu près équivalente à l'acidité stomacale. J'ai fait agir alors une certaine quantité de salive fraîche sur la fécule, dans des conditions semblables, et j'ai vu que la transformation en sucre était non-seulement aussi rapide (2), mais même plus rapide dans les solutions acides que lorsque la solution est neutre ou légèrement alcaline.

Ainsi la salive agit au milieu du suc gastrique acide plus énergiquement que dans la bouche. Sans attacher beaucoup de valeur à une preuve téléologique, nous dirons qu'il devait en être ainsi. En effet, pendant la mastication et la déglutition, les aliments séjournent si peu de temps dans l'estomac, que la transformation glycosique ne pourrait pas s'y opérer, et que, si la salive n'eût dû agir que dans la bouche, elle eût été à peu près inutile au point de vue de la transformation chimique des aliments : la digestion gastrique se complique donc toujours de la digestion salivaire, car la quantité de salive qui passe dans l'estomac est très-considérable (3).

(1) *Leç. sur les liquides de l'organisme.*

(2) Le fait est contesté dans la plupart des livres classiques. Cependant, Schrœder, Schiff, et d'autres auteurs admettent que la salive agit dans un milieu acide.

(3) Quoique ce point ne touche qu'indirectement la digestion stomacale, je noterai que la salive intervertit le sucre de canne. L'expérience est très-facile à faire. Il suffit de prendre un morceau de sucre candi très-pur, qui ne contient pas de glycose; après avoir constaté qu'il ne réduit pas la liqueur cupro-potassique, on le mâche pen-

Il serait intéressant de voir si le sucre de lait se transforme en glycose, mais c'est un point qui n'a pas encore été recherché.

Les substances hydrocarbonées analogues aux sucres, telles que les gommes et la pectine, ne seraient pas modifiées par le suc gastrique, au dire de Blondlot et de Frerichs. Selon Claude Bernard (1), le suc gastrique changerait la glycose en acide lactique, après un contact prolongé.

Je n'ai pas fait d'expérience avec la glycose, mais j'ai mis pendant un mois du suc gastrique en contact avec une solution de lactose : pendant plusieurs jours, le mélange fut placé dans une étuve à 40 degrés. La dissolution n'augmenta pas d'acidité, et l'éther agité avec le liquide ne devint pas acide. Par conséquent le suc gastrique, ainsi que je l'ai déjà indiqué plus haut, ne transforme pas la lactose en acide lactique.

Toutefois la fermentation lactique paraît, dans quelques circonstances, ainsi que je l'ai démontré précédemment, être facilitée par le suc gastrique. Maly (2) a montré que, si on mettait des fragments de muqueuse stomacale en présence de la glycose, on avait une fermentation lactique due à des infusoires, et arrêtée par le phénol.

L'alcool est absorbé probablement sans modification, quoique Kretschi (3) ait cru reconnaître de l'aldéhyde parmi les produits de la digestion d'une femme qui avait ingéré de l'alcool. Selon Bouchardat et Sandras, selon Frerichs, l'alcool ne subit pas dans l'estomac la fermentation acétique. Chez Marcelin, après l'ingestion de vin ou d'alcool, je n'ai jamais pu déceler la présence d'acide acétique.

Les substances grasses ne paraissent pas non plus subir l'action digestive du suc gastrique. Les changements paraissent

dant quelque temps : on constate alors que la salive sucrée réduit notablement la liqueur de Fehling, Il est étonnant qu'une expérience aussi simple ne se trouve consignée nulle part. Hoppe-Seyler prétend même (*Physiol. Chemie*, p. 188) que la salive n'intervertit pas le sucre de canne. Je crois cette expérience intéressante à signaler.

(1) *Leç. de phys. expériment.*, t. II, p. 402.

(2) *Loc. cit.*

(3) *Loc. cit.*

être simplement physiques. La température du corps, ainsi que la liquéfaction des matières qui emprisonnaient la graisse, fait qu'elle vient surnager les liquides stomacaux. Aussi les graisses passent-elles en dernier lieu par le pylore. Il est aussi possible que les graisses neutres soient dédoublées, et les acides gras mis en liberté; mais je n'ai rien vu de semblable à une émulsion, quoi qu'en aient dit Blondlot (1) et Beaumont (2) sur la digestion des matières grasses. Pour Lehmann (3), la présence des matières grasses accélère l'action du suc gastrique sur les substances protéiques. Le fait serait assez surprenant pour mériter d'être examiné de nouveau.

La cellulose et ses isomères résistent à l'action du suc gastrique, comme à la plupart des liquides digestifs (4). En tous cas, la cellulose n'est pas modifiée par le suc gastrique. Tous les expérimentateurs ont admis ce fait, qui est aujourd'hui incontesté.

Comme la cellulose fait partie d'un grand nombre d'aliments naturels, on voit bien que ce qu'on appelle digestibilité des aliments est un mot qui répond difficilement à un fait physiologique précis. Evidemment, une substance, telle que la graisse, est absolument indigeste pour l'estomac, tandis qu'elle peut être digérée par le suc pancréatique et la bile. L'amidon ne sera digestible que si l'estomac contient de la salive. La cellulose sera indigeste dans tout le parcours du tube digestif.

Quant à ce qui concerne la durée du séjour dans l'estomac de tel ou tel aliment, il faut reconnaître qu'au point de vue chimique, ce n'est pas un fait de grande importance. D'ailleurs il y a des variations considérables suivant les individus; et l'étude approfondie de la digestibilité des aliments naturels intéressera plus le médecin que le physiologiste. Je renverrai

(1) *Recherches sur la digestion des matières grasses. Th. p' le doctor. ès sciences.* Paris, 1855, p. 29.

(2) *Loc. cit.*, p. 96.

(3) *Lehrbuch der physiol. Chemie*, t. II, p. 49.

(4) Selon Gillavry (*Rev. des sc. médic.*, 1877, t. IX, p. 404), la cellulose ne serait transformée en glycose que dans un milieu alcalin, et le ferment agissant ainsi n'existerait que dans l'appendice vermiforme du lapin.

sur ce sujet aux expériences de Gosse, de Beaumont et de Blondlot. Nous étudierons plus loin comment la pepsine agit sur les diverses substances protéiques.

Les sels minéraux solubles se dissolvent dans le suc gastrique. En particulier, les sels calcaires, phosphate et carbonate de chaux, qui sont contenus dans les os, sont attaqués par le suc gastrique (1). D'une part, la trame organique de l'os (osséine) est dissoute par la pepsine, comme les autres substances protéiques, tandis que la partie calcaire est décomposée par l'acidité stomacale. Cependant, dans les digestions artificielles, les os ne sont que difficilement attaqués. Les cartilages (arêtes) disparaissent aussi très-rapidement dans le suc gastrique des Poissons ; elles se ramollissent, se gonflent, deviennent fragiles et transparentes, et finalement se dissolvent.

Les métaux attaqués par les acides doivent nécessairement se dissoudre dans le suc gastrique. Frerichs a trouvé de l'oxyde de fer (2). Plus récemment, Cl. Bernard a vu que la muqueuse gastrique, en contact avec la limaille de fer, dégageait de l'hydrogène (3).

Enfin il faut noter, parmi les substances qui résistent le plus au suc gastrique, la membrane chitineuse de certains Invertébrés (4), en particulier de ces Helminthes, pour qui l'estomac est un milieu naturel et vivifiant, depuis ceux que Spallanzani avait déjà vus dans l'estomac des Salamandres (5), jusqu'aux larves d'Œstre et au *Spiroptera mégastome* qu'on trouve dans l'estomac des Solipèdes. Beaucoup de Poissons ont des Helminthes dans le tube digestif, et probablement aussi dans l'estomac. Les Trichines, incluses dans la chair musculaire, ne sont pas atta-

(1) Voy. Blondlot (*loc. cit.*), qui a étudié cette question avec beaucoup de soin, quoique avec des idées préconçues, et des hypothèses chimiques souvent ridicules.

(2) *Loc. cit.*, p. 801.

(3) *Soc. de biol.*, 1877.

(4) D'après Pouchet et Tourneux (*Éléments d'histologie*), la chitine des Crustacés serait dissoute par le suc gastrique des Poissons.

(5) Voy. aussi Hipp. Lucas (*Ann. de la Soc. entomol.*, année 1851, p. LXII); — Gratiolet (*ibid.*, 1851, p. LXIII); — Laboulbène et Vulpian (*Mém. de la Soc. de biologie*, 1861, p. 329).

quées quand la chair est dissoute par le suc gastrique. Elles traversent le suc gastrique sans encombre, et, une fois mises en liberté, peuvent se répandre dans l'économie. Quant aux organismes plus petits, ferments acétique, lactique et surtout butyrique, je les ai vus se développer, avec une vitalité surprenante, sur des matières alimentaires mêlées au suc gastrique (1). Rien ne serait plus curieux, au point de vue de la physiologie générale, que d'étudier l'évolution de ces êtres dans un milieu comme le suc gastrique, qui paraît, au premier abord, par son acidité, comme par l'énergie de ses réactions chimiques, si impropre à la vie.

En résumé, les diverses matières alimentaires que nous venons de passer en revue, les sucres, les gommes, les graisses, la cellulose, ne subissent probablement pas l'action des sécrétions stomacales, et il faut restreindre la fonction du suc gastrique à la digestion des matières protéiques.

On sait que les matières albuminoïdes se présentent en général sous deux états différents. D'une part, elles sont solubles, et, d'autre part, par l'action de certains réactifs, elles passent à l'état insoluble. Ainsi, supposons la caséine, soluble dans une eau légèrement alcaline ou légèrement acide, précipitée par l'alcool ; on aura une caséine insoluble, laquelle ne peut plus se dissoudre dans l'eau. De même l'albumine de l'œuf, précipitée de sa solution neutre par un acide, ne peut plus revenir à son état soluble, quand on neutralise de nouveau la solution. Pour les autres albuminoïdes, on peut établir la même proposition. En général, les acides, les sels métalliques de cuivre, de mercure, de plomb, le tanin, l'alcool, font passer les matières protéiques de l'état soluble à l'état insoluble.

Par l'action de la pepsine, unie à l'acide chlorhydrique, les albumines peuvent passer à un troisième état allotropique, qui est l'état de peptone. Les peptones sont caractérisées par leur solubilité complète dans presque tous les réactifs. Il n'y a guère

(1) Voy. Paschoutin, *Arch. de physiol.*, 1875, p. 773. *Recherches sur quelques espèces de décomposition putride.*

que l'alcool, le tanin, le sublimé, l'acétate de plomb, le nitrate de mercure, qui précipitent les peptones; de sorte que nous aurons, en prenant la caséine pour exemple, trois caséines différentes :

Caséine soluble. — Telle qu'elle existe dans le lait, précipitable par l'acide nitrique concentré.

Caséine insoluble. — Insoluble dans l'eau pure, dans l'eau faiblement alcaline et dans l'eau faiblement acide.

Caséine peptone. — Ne précipitant plus par l'acide nitrique, et soluble dans l'eau.

A ces caractères tout extérieurs, on peut en ajouter deux autres, qui sont d'une très-grande importance au point de vue physiologique. Les albumines solubles ne peuvent passer à travers les membranes, tandis que les albumines transformées en peptones dialysent avec facilité. L'albumine soluble, injectée dans le sang, se retrouve dans l'urine et n'est pas assimilée, tandis que les peptones ne se retrouvent pas dans l'urine.

Telle est, d'une manière très-sommaire et très-générale, l'action que le suc gastrique exerce sur l'albumine. Mais nous allons voir, en entrant dans les détails, que le phénomène est extrêmement complexe.

Le premier auteur qui ait bien décrit les modifications de l'albumine par la pepsine acide est Mialhe, qui donna à l'albumine modifiée le nom d'albuminose (1).

Mialhe a fait aussi l'expérience intéressante, mentionnée plus haut. L'albumine d'œuf injectée dans le sang reparaît dans les urines, tandis que, si elle est injectée à l'état d'albuminose, elle ne reparaît pas dans l'urine. C'est une expérience analogue à celle de Cl. Bernard, qui injecte du sucre de canne dans les veines, et le sucre de canne est retrouvé dans l'urine; tandis qu'en injectant de la glycose, la glycose disparaît du sang et ne peut se retrouver. La conclusion est que, pour que l'assimilation de l'albumine puisse se faire, il faut qu'elle ait été

(1) *Mém. sur la digestion et l'assimilation des matières albuminoïdes*, Paris. 1847. — *Chimie physiol. appliquée à la digestion*. Paris, 1856.

auparavant transformée en peptone par l'action chimique de la sécrétion stomacale.

Après Mialhe, Lehmann (1) étudia aussi les modifications des matières protéiques par la pepsine, et il donna à l'albumine ainsi modifiée le nom de *peptone*, nom qui est resté dans la science, et qui est maintenant le plus généralement employé. A peu près vers la même époque, Corvisart (2) crut constater que les peptones variaient selon la nature des substances protéiques qu'on faisait dissoudre par la pepsine, Ainsi il y aurait une fibrine-peptone précipitable par le bichlorure de platine et une albumine-peptone que le bichlorure de platine ne précipite pas. D'après Corvisart, la composition et le pouvoir rotatoire d'une albumine quelconque et de cette albumine transformée en peptone restent invariables. Mais l'albumine-peptone diffère de son homologue en ce qu'elle est dialysable, soluble dans presque tous les réactifs et assimilable par l'organisme.

Meissner a publié, sur la digestion peptique, un travail important (3). Il classe les peptones selon leurs réactions vis-à-vis de l'acide nitrique et du ferrocyanure de potassium avec l'acide acétique. Quand on neutralise exactement les matières albuminoïdes à demi chymifiées, les peptones seules restent solubles, l'albumine se précipite. Cette albumine a été nommée par Meissner parapeptone. Il a montré que, par les progrès de la digestion, elle se transformait peu à peu en isomère insoluble ou dyspeptone. Il est probable que l'opinion de Meissner n'est pas complétement exacte; toutefois, il est remarquable que, dans toute digestion artificielle, il y a constamment une portion de l'albumine non modifiée, une sorte de résidu qui ne disparaît jamais par le progrès de la digestion stomacale, et qui semble avoir besoin, pour se dissoudre, du suc pancréatique. Si maintenant on reprend les peptones solubles, on en trouve si-

(1) *Lehrbuch der physiologischen Chemie*, t. II, p. 46.

(2) *Études sur les aliments et les nutriments*. Paris, 1854, et *Gaz. hebd. de médecine*, 1857, t. IV, p. 252.

(3) *Untersuchungen ueber die Verdauung der Eiweisskörper.— Zeits. für rationn. Medizin*, 1859, t. VII, p. 1; 1860, t. VIII, p. 280; t. IX, p. 1.

multanément ou successivement trois variétés. La peptone α, qui précipite par l'acide nitrique concentré et par le ferrocyanure de potassium additionné d'acide acétique ; la peptone β, qui ne se trouble pas par l'acide nitrique, mais précipite par le ferrocyanure de potassium acétique ; la peptone γ, qui ne précipite par aucun de ces réactifs. Il semble que les peptones α et β tendent, par les progrès de la digestion, à se transformer en peptone γ.

Evidemment, ces caractères ne sont pas absolument suffisants, mais ils ont l'avantage d'être faciles à constater et de marquer, par des points de repère assez précis, les phases du travail digestif. Aussi l'opinion de Meissner ne mérite-t-elle pas, à mon sens, le discrédit dont elle semble frappée aujourd'hui.

Après Meissner, on peut citer les magnifiques travaux de Brücke et de Schiff, qui ont fait faire de grands progrès à la science.

Malgré tant de travaux, la composition des peptones n'est pas en dehors de toute contestation.

Dans un mémoire récent, Maly (1) a essayé de préparer, avec la fibrine, une peptone aussi pure que possible. Pour cela, il purifiait la fibrine en dissolvant dans l'éther toutes les matières grasses qu'elle contient : il obtenait ainsi une fibrine pure donnant à l'analyse

$$C = 55.51 \qquad H = 6.98 \qquad Az = 17.34$$

Cette fibrine fut traitée par la pepsine préparée d'après la méthode de Brücke et l'acide chlorhydrique. La solution de peptone neutralisée par le carbonate de soude, privée de l'excès de chlorure de sodium par la dialyse, fut évaporée et additionnée d'alcool. Le précipité, considéré comme de la fibrine peptone pure, donna à l'analyse

$$C = 51.40 \qquad H = 6.95 \qquad Az = 17.13$$

Ces chiffres concordent avec ceux de Thiry, et diffèrent de ceux que Mohlenfeld a trouvés.

En outre, Maly a montré que l'albumine et la peptone avaient

(1) *Journ. fur prakt. Chemie*, t. XI, p. 97, 1875.

une valeur alimentaire égale, et même que les peptones étaient supérieures à l'albumine au point de vue exclusif de l'alimentation (1).

Kossel (2) a montré que la molécule d'albumine, en devenant une peptone, contenait moins de carbone et moins d'azote, et que par conséquent sa transformation devait être la conséquence d'une hydratation et d'une oxydation.

La quantité de métal (calcium) fixé à la peptone est très-fixe, et semble faire partie de sa molécule (3).

En somme, ce qu'on sait des peptones aujourd'hui n'est guère plus que ce qu'en savait Meissner, et le peu que nous savons pourrait se résumer ainsi :

1° Il n'est pas certain que les peptones provenant d'albumines diverses soient identiques ou dissemblables.

2° Une certaine quantité de sels ou de métal reste toujours fixée à la peptone.

3° Les dyspeptones et parapeptones de Meissner ne sont qu'un mélange d'albumine non modifiée et de peptone.

4° La peptone est probablement un acide amidé intermédiaire à l'albumine et à la leucine.

5° La peptone a une valeur nutritive presque égale à celle de l'albumine.

Il serait très important de pouvoir doser les peptones : mais leur solubilité, plus ou moins complète dans la plupart des réactifs, ne permet que difficilement cette recherche chimique. Si on précipite les peptones par l'alcool, une partie reste en dissolution. En ajoutant quelques gouttes d'éther, j'ai vu que la précipitation était plus rapide. Le chlore gazeux, en passant par

(1) Voy. aussi Plosz (*Archives de Pflüger*, t. IX, p. 585).

(2) *Arch. de Pflüger*, t. XIII, p. 309.

(3) On peut consulter, sur la chimie des peptones, les mémoires suivants, dont je ne puis d'ailleurs en général citer que les titres : Kühne, *Wirchows Archiv.*, t. XXXIX, 1867 ; — Thiry, *Zeitsch. für rationn. Medizin*, 1862, t. XIV ; — Brücke, *Comptes rendus de l'Ac. de Vienne*, t. LXI — Lossnitzer, *Einige Versuche ueber die Verdauung der Eiweisskörper*. Diss. inaug. Leipzig, 1864 ; — Diekonoff, *Tub. med. chem. Untersuchungen*, 1865, H. 2 ; — Lubavin, *ibid.*, H. 4 ; — De Barry, *ibid.*, H. 1, p. 76 ; — Adamkiewicz, *Die Nährung mit Peptonen*. Berlin, 1877. — Herth, *Ueber die Chemische Natur des Peptons*. *Zeits. f. Phys. Chem.*, 1877, p. 277. — Drosdoff, *ibid.*, p. 233.

une solution de peptones, transforme ces matières en un corps jaunâtre, floconneux, léger, adhérent, qui s'agglutine aux parois du vase. Ce qu'il y a de particulier, c'est que ce corps, insoluble dans l'eau, est soluble dans l'éther et l'alcool. Chauffé, il se décompose et donne de l'acide chlorhydrique. Il y a déjà longtemps, Longet (1) a proposé un moyen qui permet de reconnaître la présence des peptones. Il suffit de chauffer, en présence de ces corps, un mélange de glycose et de tartrate cupro-potassique. La glycose ne précipite pas l'oxyde de cuivre dans ces conditions. Selon Cl. Bernard (2), la gélatine et d'autres substances encore auraient la même propriété, ce qui rend le procédé de Longet peu pratique.

Tout récemment, M. Benech (3) a donné une réaction intéressante qui permet de reconnaître la peptone dans l'urine. Il suffit de traiter par la benzine l'urine débarrassée de l'albumine par l'acétate de plomb. On aura un précipité abondant. Toutefois, il y aurait lieu de faire quelques réserves, et de s'assurer si c'est bien de la peptone qui se précipite, et ensuite si toute la peptone est précipitée. En tout cas, ce moyen ne peut servir de dosage quantitatif.

L'action de la pepsine sur l'albumine est assez obscure : pour tâcher de rendre plus clair l'exposé de cette importante question, nous allons examiner successivement ces divers points de vue :

1. L'action de la pepsine est-elle spécifique, et peut-on, par des moyens autres que la digestion stomacale, transformer l'albumine en peptone ?

2. Quelles sont les quantités d'acide et de pepsine nécessaires pour obtenir le maximum d'effet ?

3. La pepsine agit-elle comme un ferment soluble, et des quantités indéfinies d'albumine peuvent-elles être transformées par une quantité limitée de pepsine ?

(1) *Ann. des Sc. natur.*, 4e sér., t. III, 1855, *Nouvelles recherches relatives à l'action du suc gastrique sur les matières albuminoïdes.*

(2) *Leç. de phys. expériment.*, t. II, p. 424.

(3) *Gaz. méd.*, 1877, p. 630.

4. Quelle est l'influence de l'oxygène sur la digestion artificielle ?

A. — Plusieurs auteurs, Tiedemann et Gmelin (1), et plus tard Ritter (2), ont montré que l'albumine, soumise à l'action des acides, se dissout en partie. D'autre part, d'après une réaction très-connue, due à Bouchardat (3), l'acide chlorhydrique dilué gonfle la fibrine, et finit par la dissoudre ; mais ces dissolutions, ainsi que Schiff l'a montré (4), ne sont pas des peptonisations. En effet, il suffit de neutraliser la liqueur pour que l'albumine se précipite de nouveau. En ajoutant un excès d'acide, on arrive à un résultat identique. Ce n'est donc pas à une véritable transformation chimique qu'on a affaire, tandis qu'après une digestion peptique, en ajoutant un acide concentré, ou bien en neutralisant la liqueur, on n'a pas de précipitation.

La coction prolongée semble avoir un résultat analogue à l'action de la pepsine, ainsi que l'ont déjà vu Cl. Bernard et L. Corvisart il y a longtemps. Meissner, de Bary, Schiff (5) ont confirmé le fait. La fibrine, chauffée pendant plusieurs jours, semble se transformer en peptone, d'une part, et, d'autre part, en parapeptone, qui, si on continue l'action de la chaleur, se transforme à son tour en dyspeptone. Avec la caséine on obtient, au dire de Meissner, des résultats identiques. D'après Wittich (6), l'acide azotique et l'acide chlorhydrique à 40 degrés peuvent transformer une partie de la fibrine en peptone. Wolffhügel (7) a constaté le même fait, et a vu qu'en élevant la température, on obtenait une plus grande quantité de peptones.

Avec un acide, j'ai pu sans pepsine transformer la caséine en peptone. Pour cela, je fis bouillir pendant plusieurs heures du lait avec de l'acide sulfurique très-étendu (0,10 centi-

(1) *Loc. cit.*
(2) *Thèse de Strasbourg, De l'albuminose.*
(3) *Ann. de chim. et de phys.*, 3e série, t. V.
(4) *Loc. cit.*, t. II.
(5) *Loc. cit*, p. 168.
(6) *Loc. cit.*, p. 140.
(7) *Archives de Pflüger*, t. VII, p. 188, 1873.

grammes pour un litre de lait). J'avais disposé l'appareil de manière que la solution ne pût perdre son volume et que toute l'eau retombât dans le vase. J'ajoutais de temps à autre quelques gouttes d'acide sulfurique dilué, de manière que finalement le lait fût devenu très-acide. Après huit heures d'ébullition, le lait n'était pas coagulé, mais la caséine avait subi une transformation complète. Ni la potasse, ni l'acide sulfurique concentré, ni l'acide acétique, ne précipitaient la caséine. N'ayant pas pu faire avec ce liquide d'injection dans les veines d'un animal, je n'oserais affirmer que cette caséine fût transformée en peptone; mais, au point de vue chimique, ses réactions étaient absolument celles des peptones.

Cette expérience est facile à répéter; mais si on ajoute dès le début une trop grande quantité d'acide sulfurique, le lait se coagule immédiatement, et l'expérience est manquée. Car, sur la caséine coagulée, laquelle est mélangée à la graisse, l'acide sulfurique, comme d'ailleurs le suc gastrique, agit très-difficilement. J'ai obtenu un résultat analogue avec l'acide azotique et l'acide oxalique; mais avec l'acide acétique, je n'ai pas pu réaliser cette transformation de la caséine.

Quoi qu'il en soit, par une ébullition prolongée, soit avec un acide, soit sans acide, on peut obtenir une certaine quantité de peptones. Schiff et Meissner (1) ont substitué à une longue ébullition les effets produits par une haute pression, et ils ont vu que la syntonine ou la caséine en vase clos se transformaient et se dédoublaient, comme avec le suc gastrique, en dyspeptone et en peptone.

A un point de vue différent, Schützenberger (2) est arrivé aussi à dédoubler l'albumine par l'action de l'acide sulfurique étendu et bouillant. Il a obtenu un corps soluble dans l'eau et dans l'alcool, ce qui le rapproche des peptones, et ayant pour formule probable :

$$C^{48} H^{42} Az^{6} O^{24} + 2HO.$$

(1) *Leçons sur la phys. de la digestion*, t. II, p. 173.
(2) *Bull. de la Soc. chim.*, 1875, I, p. 164.

Ce corps a été nommé par M. Schützenberger hémiprotéidine. Avec l'acide sulfurique étendu, on obtient toujours un résidu insoluble qui ressemble plus ou moins à la dyspeptone de Meissner (hémiprotéine de M. Schützenberger).

En tout cas, l'action des acides à des températures ou à des pressions élevées est analogue en partie à celle de la pepsine. Selon Claude Bernard, il y aurait identité d'action. Le suc gastrique n'agirait pas plus que la coction sur la fibre musculaire elle-même; l'action dissolvante ne porterait que sur le tissu conjonctif qui entoure les faisceaux fibrillaires. L'aspect strié des fibrilles n'est pas détruit, et le muscle n'est vraiment digéré que par le suc pancréatique. La digestion gastrique n'est que le prélude de la vraie digestion (1).

En examinant au microscope les fibres musculaires à demi chymifiés, on peut saisir sur le fait, mieux que dans toute autre circonstance, le processus de dissolution de la fibre musculaire. Il suffit de prendre une petite quantité de la bouillie semi-liquide contenue dans l'estomac; on la colore avec du picrocarminate d'ammoniaque, et on lave ensuite avec de l'eau la préparation, qu'on examine dans la glycérine. Alors on voit très-nettement des fibres musculaires à toutes les différentes périodes de leur dissolution.

Il semble que le sarcolemme imbibé de suc gastrique soit, avant d'être dissous, rendu plus cassant et plus fragile. Quelquefois, mais plus rarement, le sarcolemme semble intact, et dans son intérieur, la substance musculaire est dissoute par places, avec des traînées de substance non dissoute se colorant par le picrocarminate avec des stries caractéristiques. Le plus souvent le sarcolemme se dissout, en devenant plus épais, s'accusant en dehors de la fibre par un trait plus éloigné du centre.

Mais ce qui domine pour ces premiers phénomènes de digestion, c'est la fragilité du myolemme, qui, se brisant en divers endroits, permet au suc gastrique de dissoudre les matières azotées contenues dans son épaisseur.

(1) Voy. *Leçons de physiol. expérimentale*, t. II, p. 414 et suiv.

Ainsi que plusieurs auteurs, et en particulier Frerichs, l'avaient remarqué depuis longtemps, j'ai constaté que, par l'effet de la digestion gastrique, les stries transversales (disques de Bowmann) apparaissaient avec la plus grande netteté, tandis qu'au contraire les stries longitudinales étaient peu marquées. Quelquefois cependant on voit à la fois les stries transversales et les stries longitudinales, la dissociation de la fibre musculaire se faisant dans les deux sens, mais avec une prédominance marquée pour la dissociation par les disques transversaux.

Si, dans des préparations bien réussies, on examine avec un fort grossissement (6 à 800 diamètres) le disque de Bowmann qui tend ainsi à se détacher, on le voit se désagréger peu à peu en granulations extrêmement fines : il semble qu'il se fasse dans l'épaisseur du disque de Bowmann des stries obscures séparant des espaces clairs d'une extrême petitesse; à la limite du disque, ces granules se sont déjà détachés, et ont presque quitté la fibre musculaire, encore enveloppée sur les bords de son sarcolemme. Ces granulations très-fines dans lesquelles se résout le disque musculaire, sont un état intermédiaire entre l'état amorphe et l'état figuré, puisqu'on obtient des granulations semblables en précipitant par du picrocarminate d'ammoniaque le liquide filtré, transparent, et ne contenant pas, avant d'être coagulé par le réactif, d'éléments figurés.

Ces faits peuvent probablement être généralisés, et s'appliquer non-seulement à la digestion des Poissons, mais aussi à celle des autres Vertébrés; de sorte que nous pouvons considérer le processus décrit plus haut comme se retrouvant aussi pour la dissolution des fibres musculaires des animaux supérieurs dans l'estomac des Carnassiers. Mais nulle part il n'est plus facile à observer qu'en examinant la pulpe contenue dans l'estomac des Poissons. La pulpe alimentaire, mélangée à des débris de muscle que contient l'estomac des Poissons, est donc très-avantageuse pour l'étude de la digestion du tissu musculaire.

Les faits qui établissent une certaine analogie entre la digestion et la coction, ont un assez grand intérêt au point de vue médical. S'il est vrai en effet, comme le pense Schiff, que l'absorption des peptones soit nécessaire pour qu'il y ait de la pepsine dans l'estomac, l'eau chaude, qui a transformé une partie de la viande en peptones, est un excellent peptogène. Aussi, d'après Schiff, le bouillon est-il un des meilleurs aliments qu'il convienne de prendre au début d'un repas. De même on pourrait conclure aussi que la viande cuite est plus facile à digérer que la viande crue; mais cette assertion serait assez hasardée, car il est probable que, si la coction transforme certaines matières protéiques en peptones, elle en rend d'autres insolubles et plus difficiles à assimiler.

Gorup-Besanez (1) a fait quelques expériences au sujet de l'action de l'ozone sur les matières albuminoïdes. Il a vu que, si on fait passer lentement de l'ozone dans de l'albumine et de la caséine, on obtient des composés protéiques solubles dans les acides et les sels métalliques, précipitant par le tanin et l'alcool, et ayant tous les caractères des peptones. Schiff, qui a répété l'expérience (2), a constaté l'exactitude des faits que Gorup-Besanez avait trouvés; mais la peptone artificielle ainsi produite n'était pas assimilable; injectée dans les veines d'un Lapin, elle s'est retrouvée dans l'urine.

Matteucci a cru faire des digestions artificielles à l'aide de l'électricité. Il mélangea de l'eau, de la viande, du chlorure de sodium et du bicarbonate de soude, et il fit passer dans le mélange un courant développé par une pile de dix-huit couples. Le mélange devint fortement acide, et la viande s'était dissoute dans l'eau; mais, la dissolution étant chauffée, la fibrine se coagulait : ce n'était donc pas une digestion véritable. Müller et Dieckhof (3) ont répété sans succès cette expérience.

Leven pense que les phénomènes chimiques de la digestion se produisent comme dans le vide (4), assertion évidemment erronée. Partant de cette hypothèse, il a vu que l'acide chlor-

(1) *Ann. für Chemie u. Pharmacie*, 1859.
(2) *Loc. cit.*, p. 180.
(3) Müller, *Traité de physiol.*, *trad. franç.*, t. I, p. 454.
(4) *Bullet. de la Soc. de biol.*, 26 févr. 1876.

hydrique à 40° dissolvait quatre fois plus d'albumine dans le vide qu'à l'air libre, et agissait plus à cette température qu'à des températures plus basses et plus élevées. Mais cette observation n'a aucun intérêt au point de vue de la digestion stomacale qui se passe dans une atmosphère d'oxygène, ou d'acide carbonique, ou d'azote, mais en tout cas avec une pression égale à la pression atmosphérique.

En résumé, nous pouvons conclure :

1° Que l'ébullition prolongée avec un acide ou à une forte pression peut peptoniser de notables quantités d'albumine, de fibrine ou de caséine;

2° Que cette transformation est lente, difficile, et jamais aussi complète et aussi parfaite qu'avec la pepsine unie à l'acide chlorhydrique.

B. — Quelles sont la quantité d'acide et la quantité de pepsine le plus favorables à la digestion?

Tout d'abord on peut se demander si la pepsine sans acide peut *peptoniser* (1) l'albumine. Bidder et Schmidt ont admis que la pepsine neutre avait une action digestive. Mialhe et surtout Brücke ont prétendu que l'acide avait un rôle antérieur à celui de la pepsine, à savoir le gonflement de la fibrine, et que, lorsque ce gonflement était produit, la pepsine neutre pouvait alors agir, ce qui eût été impossible si la fibrine n'avait été au préalable gonflée par l'acide chlorhydrique. Schiff (2) admet au contraire que la pepsine neutre n'a aucune action sur les matières protéiques, et la plupart des physiologistes se sont rangés à son opinion.

Cette opinion est peut-être exacte pour la pepsine des Vertébrés; mais, pour le suc gastrique de l'Écrevisse, le ferment stomacal n'a pas besoin d'être acidifié. En effet, sur une Langouste vivante, mais privée de nourriture au moins depuis une douzaine d'heures, j'ai constaté que la réaction de l'estomac était absolument neutre. L'estomac broyé

(1) Quoique ce mot soit un néologisme assez barbare, je le crois utile, car il évite les périphrases, et peut contribuer à jeter quelque clarté dans un sujet aussi obscur.

(2) *Loc. cit.*, p. 39, t. II.

avec de l'eau distillée, au coutact de l'air, devenait acide, et de temps à autre je neutralisais la liqueur en ajoutant de l'eau de chaux, de manière même à avoir une liqueur faiblement alcaline. Dans ces conditions, qui paraissent au premier abord si défavorables, l'autodigestion de l'estomac se fait, à la température de 15°, avec une activité et une rapidité surprenantes. Les parois musculaires de l'estomac se gonflent, se ramollissent, deviennent transparentes et finalement se dissolvent complétement. Il ne reste que la paroi cuticulaire, hérissée de plaques calcaires, chitineuses, de l'estomac, et le viscère prend la forme d'un petit sac en baudruche, toutes les parois autres que la paroi interne de chitine ayant disparu dans la digestion.

Quelque concluante que soit cette expérience pour le suc gastrique des Crustacés, elle ne l'est pas pour le ferment stomacal des Vertébrés : il est donc probable qu'il n'y a pas une pepsine identique dans toute la série animale : les expériences de Claude Bernard et de Schiff montrent qu'avec des estomacs de Chien, de Porc ou de Mouton, on n'obtient de digestion qu'avec un suc gastrique acide. J'ai montré plus haut (1) que le suc gastrique des Poissons devait être acide pour agir.

Plusieurs auteurs ont étudié la quantité d'acide nécessaire pour obtenir le maximum d'activité de la pepsine. Brücke a trouvé que la proportion d'acide chlorhydrique la plus favorable était de 8 à 9 dix-millièmes d'acide pour la fibrine, et pour l'albumine de 12 dix-millièmes. Mülder, Koopmans et Schiff sont arrivés à un résultat analogue. Schiff (2) a été plus loin : il a montré que si, au début de la digestion, une solution au millième était très-active, à mesure qu'il y a dans le liquide une plus grande quantité de peptones déjà formées, il faut ajouter une nouvelle quantité d'acide. En somme, tout se passe comme si la présence des matières albuminoïdes liquéfiées exerçait une influence nuisible sur les progrès de la digestion, et que cette influence fût compensée par l'addition d'un excès d'acide.

(1) Voyez page 72.
(2) *Loc. cit.*, t. II, p. 63.

Si on compare ces données aux chiffres que j'ai donnés plus haut relativement à l'acidité des liquides stomacaux chez M., on trouvera qu'il y a concordance parfaite. Au début, l'acide de l'estomac est assez faible : 1.2 à 1.4 en moyenne pour 1,000 grammes. Mais, à la fin de la digestion, l'acidité augmente, et tend à se rapprocher de 2gr.0 d'acide chlorhydrique pour 1,000 grammes de liquide.

La quantité de pepsine nécessaire pour obtenir la peptonisation la plus prompte est assez difficile à apprécier. En effet, comme on ne connaît pas la pepsine pure, on ne peut juger rigoureusement de la quantité de pepsine qu'on emploie. Schiff a néanmoins, par des expériences très-intéressantes, pour le détail desquelles nous renvoyons à son livre (1), montré que, si la solution de pepsine est très-concentrée, elle n'est plus active, et que le degré de dissolution totale le plus favorable va extrêmement loin. Pour que la pepsine contenue dans l'estomac d'un Chat digérât le maximum d'albumine, il eût fallu une dilution de plus de 50 litres d'eau. Évidemment telles ne sont pas les proportions d'eau et de pepsine dans la digestion normale.

Quant aux digestions artificielles, la proportion de pepsine nécessaire varie selon la préparation qui a donné la pepsine, selon l'espèce animale sur laquelle on expérimente, etc. Ce n'est qu'empiriquement, par de longs tâtonnements, qu'on arrive à une détermination précise.

C. — C'est encore aux expériences de Schiff (2) qu'il faut se reporter. Il a démontré, contrairement à l'opinion de Brücke, qu'une quantité limitée de pepsine ne paraît pas digérer une quantité illimitée de fibrine. Brücke pensait que l'arrêt dans la peptonisation était dû à la présence des peptones qui paralysent l'action de la pepsine, et que, si on avait pu éliminer ces peptones, la pepsine pouvait de nouveau digérer une quantité indéfinie de fibrine. Schiff a fait, pour renverser l'opinion

(1) *Loc. cit.*, t. II, p. 45 et suiv.
(2) *Loc. cit.*, t. II, p. 102.

de Brücke, l'expérience suivante : après une digestion artificielle, le liquide renfermant des peptones et de la fibrine non peptonisée a été chauffé à 100 degrés, de manière à détruire le ferment peptique, puis on a ajouté de la pepsine. Si l'opinion de Brücke eût été exacte, par suite de la présence des peptones, il n'aurait pas dû y avoir de nouvelle peptonisation. Mais c'est le contraire qui avait lieu. En ajoutant de la pepsine, de nouvelles quantités de fibrine se peptonisaient. Par conséquent, si antérieurement la pepsine primitive n'agissait plus, c'est qu'elle s'était détruite dans le travail digestif.

Toutefois cette expérience n'est pas assez décisive, et de nouvelles recherches seraient encore nécessaires.

Je ne parlerai que pour mémoire des expériences de Ransome (1). Pour cet auteur, non-seulement la pepsine agit sur une quantité illimitée d'albumine, mais encore la pepsine vierge qui n'a pas encore servi est moins active que la pepsine qui a déjà transformé de l'albumine. Les expériences de Wittich (2) ne sont pas encore assez rigoureuses. Pour cet auteur, la rapidité de la peptonisation dépend d'abord de la quantité de pepsine, secondairement de la quantité d'acide et d'eau : en un mot, la pepsine se comporte à peu près comme la plupart des corps chimiques, qui agissent d'autant mieux qu'ils sont plus concentrés.

Pour résumer, nous dirons que :

1° La quantité d'acide la plus favorable semble être de 2 à 4 grammes d'acide chlorhydrique pour 1,000.

2° On ne sait pas encore avec certitude si une quantité limitée de ferment transforme une quantité illimitée d'albumine.

Toutes les substances albuminoïdes ne sont pas peptonisées avec une égale facilité.

La fibrine du sang est probablement un des aliments azotés qui se digèrent le mieux. Au bout d'une heure, toute la fibrine

(1) *Journ. of anat. and physiol.*, 1876, 3e partie.
(2) *Archives de Pflüger*, t. V, p. 450.

se dissout, et au bout de quatre à cinq heures, il n'y a plus que des peptones. La fibrine musculaire (syntonine) est plus difficilement dissoute.

La gélatine se dissout très-vite. Après l'action du suc gastrique, elle ne se prend point en gelée par le refroidissement et ne précipite pas par le chlore.

Le gluten se transforme aussi en peptone. Blondlot (1) croyait que cette dissolution était due à l'acide du suc gastrique. Koopmans (2) a cru constater, au contraire, que plus le suc gastrique était acide, moins la digestion du gluten était complète.

La caséine liquide, telle que celle du lait, se coagule par l'action du suc gastrique, puis elle finit par s'y dissoudre. L'action de la pepsine sur la coagulation du lait est certainement surprenante. Une trace de pepsine peut coaguler plus d'un litre de lait. Cette action énergique à si faible dose permet de bien comprendre ce qu'est un ferment soluble. Il ne peut être question d'une simple combinaison chimique : c'est une action chimique dans laquelle le corps agissant est sans cesse régénéré à mesure qu'il se détruit (3). Dans les digestions artificielles, la caséine insoluble préparée artificiellement est très-difficile à dissoudre. Cela tient probablement à sa cohésion et à son mélange avec des matières grasses insolubles. D'après des recherches récentes, ce résidu de caséine insoluble serait constitué principalement par de la nucléine et de la lécithine, lesquelles ne sont pas transformées par le suc gastrique (4).

L'albumine coagulée se dissout, mais avec une certaine lenteur. L'albumine d'œuf non coagulée ne se coagule pas dans l'estomac, malgré l'opinion de Prout et de Beaumont (5). L'albumine du sang aurait-elle besoin d'être transformée en peptone

(1) *Loc. cit.*, p. 280.

(2) *Ueber die Verdauung der pflanzlichen und weissartigen Körper*, *Arch. für Holland. Beitrage zur Natur und Heilkunde*, 1858, t. I, p. 1.

(3) On pourrait aussi comparer une trace de pepsine, coagulant une grande quantité de lait, à un cristal microscopique qu'on jette dans une solution sursaturée. La précipitation de la caséine serait une sorte de cristallisation.

(4) Voy. Bokay, *Zeitsch. f. phys. Chemie*, 1877, p. 157, et Lubavin, cité par Hoppe-Seyler, *Physiol. Chemie*, p. 225.

(5) Voy. Longet, t. I, p. 240.

pour devenir assimilable? Ce point très-intéressant n'a pas été complétement élucidé.

La température à laquelle les digestions artificielles peuvent se faire est entre 35 et 50 degrés. Il est probable que, sur les animaux à sang chaud, l'estomac en pleine activité, placé au centre de l'abdomen, tout près du foie, qui est l'organe de la chaleur par excellence, a une température de 40 à 41 degrés. Chez les animaux à sang froid, la température est variable, et doit osciller dans des limites considérables. Aussi peut-on faire avec du suc gastrique de Poisson des digestions artificielles à la température ordinaire. Il serait assez important de poursuivre des expériences dans ce sens, en variant tantôt la température, tantôt la richesse en pepsine ou en acide chlorhydrique, afin d'établir un rapport exact entre ces divers facteurs de la digestion. Mais, n'ayant pas fait sur ce sujet d'expériences personnelles, nous ne pouvons nous y étendre davantage.

Si maintenant nous étudions la durée de cette digestion stomacale, nous verrons que le suc gastrique n'agit pas sur les matières protéiques instantanément, comme l'acide sulfurique sur la potasse. C'est une action lente et successive, comparable plutôt à l'éthérification, phénomène chimique qui offre d'ailleurs certaines ressemblances avec la peptonisation.

Tous les auteurs ont remarqué que les digestions artificielles étaient toujours beaucoup plus lentes que les digestions naturelles. Il ne faut pas voir dans cette différence de rapidité une influence vitale mystérieuse. C'est la conséquence de conditions différentes.

En premier lieu, les peptones, à mesure qu'elles se forment, restent dans les digestions artificielles, et, d'après tous les auteurs, elles constituent un obstacle à la peptonisation des autres matières protéiques non transformées. Schiff et Brücke ont démontré le fait. Au contraire, dans l'estomac, il est très probable que, par l'exosmose stomacale ou par l'ouverture du pylore, les peptones, à mesure qu'elles se forment, tendent à être éliminées de la cavité gastrique, et sont plus ou moins entraînées dans la circulation générale.

En second lieu, les mouvements en sens divers de l'estomac, mouvements qu'il est difficile de reproduire artificiellement, agitent la masse alimentaire, et facilitent l'action du suc gastrique.

Enfin la sécrétion gastrique déverse à chaque instant une quantité nouvelle de pepsine et d'acide, avec une régularité et une abondance qu'on ne peut certainement pas imiter dans les digestions artificielles.

Si nous ajoutons à ces causes très-efficaces de peptonisation rapide l'action de l'oxygène et la constance absolue de la température, nous aurons l'explication très-satisfaisante de ce fait, qu'on ne peut obtenir des peptones par la digestion artificielle aussi promptement qu'il s'en forme dans l'estomac.

D'ailleurs, la durée de l'action du suc gastrique varie suivant la nature des substances protéiques, et surtout suivant les espèces animales.

Chez les divers animaux, la durée de la digestion est très-variable.

Chez l'homme, la digestion stomacale ne paraît guère durer plus de quatre à cinq heures (1). Cependant, toutes les matières protéiques, au bout de ce temps, ne sont pas encore transformées : mais la période gastrique ne dure pas plus longtemps en général ; le pancréas achèvera la peptonisation.

Chez les Carnassiers, d'après Tiedemann et Gmelin, Spallanzani (2), et surtout Colin (3), qui a fait des recherches précises sur ce sujet, la digestion gastrique est très-lente, et il faudrait plus de dix heures chez le Chien et chez le Chat pour que toute la viande ingérée fût liquéfiée et peptonisée. D'après Claude Bernard, la viande crue est digérée en quatre heures, et la viande cuite en trois heures seulement (4) : sauf quelques réserves, Colin a confirmé cette différence.

Chez les Serpents et les Batraciens, la digestion dure très-

(1) C'est au moins la durée que j'ai constatée sur Marcelin. Kretschi (*Deutsches Arch. f. Klin. Med*, 1876, XVIII, p. 528) a trouvé une durée un peu plus longue, de quatre heures et demie à sept heures. Il est probable d'ailleurs qu'il y a d'assez grandes différences individuelles.

(2) *Loc. cit.*, p. 624.

(3) *Physiol. comparée*, I, p. 725.

(4) *Leç. de physiol. expérim.*, 1856, t. II, p. 402.

longtemps. Au contraire, chez les Poissons, elle est assez prompte, vu l'activité de leurs sucs gastriques. Cette digestion serait évidemment bien plus active, si leurs aliments n'étaient pas si rebelles à l'action du suc gastrique, ces aliments, en général, étant constitués par des Poissons non mâchés et recouverts d'écailles.

Les Oiseaux ont une digestion très active et mangent continuellement.

Quant à la durée de la digestion chez les Invertébrés, on ne connaît guère que la durée de la digestion du sang chez les Sangsues. Cette digestion paraît s'effectuer avec une extrême lenteur et durer plus de six mois.

Dès que le chyme a passé par le pylore, il est bientôt neutralisé par la bile et le suc intestinal. Or nous savons que, dans un milieu alcalin, la pepsine perd presque toute son activité.

Indépendamment de cette cause, il semble que les liquides qui arrivent dans l'intestin aient sur le suc gastrique une action destructive.

Ainsi, pour le pancréas, Corvisart (1) avait admis que le suc gastrique et le suc pancréatique se neutralisaient réciproquement. Schiff (2) a confirmé le fait, et il a de plus admis que le suc intestinal avait la même propriété, même dans un milieu acide. Au contraire, Kühne (3) a admis que la trypsine (ferment du pancréas) n'arrête pas l'action de la pepsine. Chez les Chiens, qui ont une fistule biliaire, la pepsine et la trypsine agissent concurremment dans l'intestin.

L'action de la bile est plus certaine. Cl. Bernard (4) a montré, il y a longtemps, que la bile précipite le suc gastrique, et empêche par conséquent la transformation peptique des aliments dans l'intestin au delà de l'orifice des conduits biliaires. Brücke a confirmé cette opinion ; Burkart (5) a admis que cette

(1) *Mém. sur le pancréas*, 1857.
(2) *Arch. de Pflüger*, t. III, p. 612.
(3) *Centralbl. f. d. med. Wiss.*, 1876, p. 636.
(4) *Leç. de physiol. expérim.*, t. II, p. 422.
(5) *Arch. de Pflüger*, t. I, p. 208, et t. II, p. 183.

précipitation de la pepsine était due à l'acide glycocholique, qui en se précipitant entraînait mécaniquement la pepsine et la tripsyne. Pour Hammarsten (1), le suc gastrique pur ne serait pas rendu inactif par le mélange avec la bile, s'il est acidifié ; mais, s'il contient de l'albumine, celle-ci est précipitée par la bile, et entraîne mécaniquement la pepsine (2).

Quoi qu'il en soit, nous pouvons regarder comme à peu près démontré qu'au delà du pylore, le suc gastrique est neutralisé et rendu inactif. C'est au pancréas et au foie à achever la peptonisation des albuminoïdes.

L'excès de suc gastrique est promptement résorbé dans l'intestin. On retrouve une substance analogue à la pepsine et aux peptones dans les muscles, le sang et l'urine (Brücke) (3). D'après Corvisart, dans l'albumine de l'œuf, il existerait toujours à côté de l'albumine coagulable une véritable peptone. Mais l'histoire de l'évolution des peptones et des peptogènes dans l'organisme est encore tout entière à faire (4).

Quoi qu'il en soit, au moins chez les Mammifères, la digestion stomacale n'est jamais complète (5). Dans le chyme qui a passé le pylore, on retrouve toujours des matières albuminoïdes non encore peptonisées. Il est vraisemblable que, chez les Poissons carnassiers, la digestion gastrique est beaucoup plus complète. En effet, chez ces animaux, il n'y a presque pas de diges-

(1) *Ibid.*, t. III, p. 53.

(2) Schiff., *ibid.*, t. III, p. 620.

(3) J'ai constaté la présence d'une très-grande quantité de peptone dans le liquide purulent extrait d'un volumineux abcès du foie. Il n'existait pas de sucre ; mais la liqueur, traitée par l'acétate neutre de plomb, et filtrée, réduisait la solution de Fehling, sans précipiter le cuivre.

(4) Voyez Fick, *Ueber die Schicksale der Peptone im Blute*, *Arch. de Pflüger*, t. V, p. 40. Mohlenfeld (*ibid.*, t. V, p. 380) semble avoir obtenu, en chauffant la fibrinepeptone des corps analogues à la leucine et à la tyrosine. Il est intéressant de comparer ces résultats à ceux de M. Schützenberger.

(5) M. Leven (*Bull. de l'Ac. de médec.*, 10 mars 1874 ; *Bullet. de la Soc. de biol.*, 1875, nov., p. 366) s'appuie sur ce fait pour affirmer que les aliments ne se peptonisent pas dans l'estomac. Cette assertion contredit tout ce qui a été observé jusqu'ici, soit chez l'homme, soit chez les animaux à fistule gastrique. Il est certain qu'il y a des peptones formées dans l'estomac. Parce que l'on trouve des albumines non modifiées dans l'intestin grêle, ce n'est pas une raison pour prétendre que l'estomac n'exerce pas d'action chimique sur l'albumine.

tion intestinale. L'intestin est court et droit, et séparé de l'estomac par un rétrécissement étroit que nous avons décrit plus haut, et appelé détroit pylorique. Aussi les matières ne peuvent-elles passer de l'estomac dans l'intestin que si elles sont réduites en une bouillie complète. Chez la plupart de ces animaux, dont la voracité est prodigieuse, l'estomac proprement dit ou le cæcum stomacal sont énormes, et reçoivent les proies englouties. Le détroit pylorique ne permet le passage que si tout est dissous et chymifié.

Il est enfin une question toute récente, qui se rattache à la physiologie générale par certains côtés, et sur laquelle il faut dire au moins quelques mots : je veux parler de l'action peptonisante des plantes (1).

De nombreux auteurs ont montré que certaines plantes, la Dionæa muscipula, les Drosera, les Nepenthes, les Sarracenia, saisissent par un mécanisme spécial l'insecte qui se dépose sur leurs feuilles, et finissent par digérer la proie saisie à l'aide de certains sucs digestifs. Il paraît que ces sucs digestifs pourraient transformer la fibrine et l'albumine en peptones, et que ces peptones seraient assimilées par la plante.

D'après Darwin, les organes sécréteurs seraient les glandes terminales des tentacules ; les tentacules étant excités, le suc de leur glande deviendrait acide et capable de dissoudre la fibrine. Selon Frankland, l'acidité de ces glandes serait due à un acide gras, probablement l'acide propionique, peut-être les acides butyrique et acétique. Selon Reess et Will, cet acide serait de l'acide formique, et en ajoutant un peu plus

(1) On trouvera des renseignements sur ce sujet dans l'ouvrage de Darwin : *Insectivorous plants* ; dans la *Revue scientifique*, 1876, n° 48, p. 505 ; — Sanderson, *Associat. britannique*, 1873 ; — Hooker, *ibid.*, 1874 — Gorup-Besanez, *Ueber das Vorkommen eines diastatischen und peptonbildenden Ferment in den Wichensamen. Berichte der deutschen chemischen Gesellschaft zu Berlin*, t. VII, 1874 ; t. VIII, p. 1510, 1875 ; t. IX, p 673, 1876, et *Sitzber. der phys. med. Soc. zu Erlangen*, 1876, 26 juin, p. 151 ; —*Einige Bemerkungen uber fleischessenden Pflanzen, Botan. Zeit.*, 1875, n° 44, p. 713 ; — Hooker, Revue scientifique, 1874, n° 21, p. 481 ; — Will, *Ber. der deutschen chem. Gesellschaft*. 1874, n°s 3 et 7, p. 146 et 569 ; — Moren, *La théorie des plantes carnivores et irritables*. Liége. — Martins. *Revue scientifique*, 1878, p. 825.

d'acide formique au liquide des Népenthes, on obtient des dissolutions de la fibrine bien plus actives qu'en ajoutant une même quantité d'acides acétique ou propionique.

Selon Gorup-Besanez, la fibrine ne se dissout que si le liquide des Népenthes est acide, soit normalement par suite de l'excitation de la plante, soit par l'addition de quelques gouttes d'une solution acide. En opérant comparativement avec la pepsine, on obtient des peptones aussi facilement avec le suc acide des Népenthes qu'avec le suc gastrique des animaux. Selon Hooker, l'action serait bien plus prompte sur la plante vivante qu'en faisant des digestions artificielles avec le suc extrait des Népenthes.

Darwin a ajouté à ces faits une observation qui mériterait d'être confirmée : c'est que le suc des Népenthes, provoqué par un corps inerte, tel qu'une petite plaque de verre, n'agirait pas sur la fibrine, tandis que le suc provoqué par le contact d'une substance azotée alimentaire serait très-actif et agirait immédiatement sur la fibrine (?)

D'après Darwin et Gorup-Besanez, ce ferment n'agirait pas sur les graisses ni sur la cellulose. Il n'agirait pas non plus sur l'amidon, comme la diastase. Son action se bornerait aux corps azotés, qu'il transformerait en peptone.

Nous nous bornerons à cet exposé sommaire, sans discuter les faits indiqués par Darwin, Sanderson, Reess et Will. Nous ajouterons seulement qu'ils ne semblent pas avoir rencontré l'assentiment unanime, et quelques auteurs ne voient là que des phénomènes de putréfaction ; Hoppe-Seyler (1) ne croit pas que le ferment des Népenthes agisse comme la pepsine.

Gorup-Besanez a montré que les plantes contenaient un ferment capable de transformer énergiquement la fibrine en peptone.

Des graines de Vesce concassées sont mélangées à de l'alcool fort. La liqueur est filtrée, et le résidu évaporé est traité par de la glycérine pure. Au bout de quarante-huit heures, la glycé-

(1) *Arch. de Pflüger*, 1876, t. XIV, p. 396.

rine est décantée. En la faisant tomber goutte à goutte dans un mélange de huit parties d'alcool et d'une partie d'éther, on précipite une matière floconneuse qui se rassemble au fond du vase, et qu'on peut purifier, en la redissolvant dans la glycérine, et la précipitant de nouveau par l'éther.

Cette substance a des propriétés peptonisantes. Mêlée à l'amidon, elle le transforme en glycose, mais elle peut aussi dissoudre la fibrine, et la solution a tous les caractères des peptones.

Gorup-Besanez a traité ainsi les semences du *Cannabis indica*, du *Linum usitatissimum*, et l'Orge germée. Il a obtenu des ferments analogues.

Il faut probablement rattacher à ces faits les faits étudiés par M. Van Tieghem, qui a montré que les feuilles cotylédonaires pouvaient, au moment de la germination, dissoudre les aliments azotés contenus dans les graines.

Si ces faits sont exacts, on peut voir le lien qui rattache certains phénomènes de nutrition végétale aux phénomènes de la digestion gastrique des Vertébrés. Chez les plantes comme chez les animaux, il existe des substances albuminoïdes (fibrine, légumine) qui, dans l'état chimique où elles existent comme aliments, sont insolubles et non assimilables; pour qu'elles soient assimilées, il faut une action chimique spéciale due à un ferment, et ce ferment, qui est la pepsine chez les animaux, existerait aussi dans les plantes.

IV

De la sécrétion du suc gastrique.

La sécrétion du suc gastrique est une fonction des glandes stomacales. Elle est particulièrement intéressante, car le mécanisme de cette sécrétion peut nous donner sur le mécanisme des autres actions glandulaires des renseignements utiles, et prêter à des considérations de physiologie générale.

Le premier, Frerichs (1) a remarqué que lorsque la digestion est achevée, les glandes stomacales ne contiennent presque plus de cellules. Au contraire, au moment de la digestion, les glandes sont gonflées par des cellules qui dilatent l'utricule qui les contient : il en conclut par conséquent que la sécrétion gastrique est due à la fonte de ces cellules, dont le contenu devient le suc gastrique lui-même.

Cette opinion fut admise par un grand nombre d'auteurs, et généralisée ensuite à tous les organes glandulaires, le foie, le pancréas, et les glandes salivaires. Schiff (2) lui-même admet la théorie de Frerichs. Cependant, influencé par certains faits physiologiques, il admet que souvent la muqueuse stomacale n'a aucun pouvoir peptique, alors que les glandules sont gonflées par une accumulation de cellules (3).

Il est très-probable que le suc gastrique est bien le résultat de la fonte des glandes stomacales. En effet, si on prend la muqueuse gastrique d'un animal récemment tué, et qu'on la broie avec de l'eau acidulée, la dissolution ainsi formée a tous les caractères du suc gastrique. Par conséquent, alors même qu'il n'y a pas d'irrigation sanguine, il y a encore une sécrétion véritable, à savoir une exosmose du contenu des cellules glandulaires.

Claude Bernard (4) a essayé de savoir quel était le point précis où se faisait la sécrétion du suc gastrique acide. Pour cela il injectait dans les veines d'un Lapin du lactate de fer et du ferrocyanure de potassium. Ces deux sels, qui ne réagissent pas dans un milieu alcalin comme le sang, donnent du bleu de Prusse dans un milieu acide comme le suc gastrique. Or, chez

(1) *Loc. cit.*, p. 749.

(2) *Loc. cit.*, p. 282.

(3) Voy. ce que nous avons dit plus haut (p. 17) sur les phénomènes glandulaires que M. Balbiani a vus sur les Ascidies.

(4) Brücke a confirmé ce fait, mais Frerichs a cru constater le contraire dans le ventricule chylifique de l'Oie (*loc. cit.*, p. 780) Néanmoins, tous les auteurs regardent avec raison cette expérience de Claude Bernard comme indiscutable.

les Lapins, dont le sang contenait du ferrocyanure de potassium et du lactate de fer, il n'y avait de bleu de Prusse qu'à la surface de la muqueuse ; dans la cavité des tubes glandulaires, les deux sels de fer n'avaient pas réagi. On pouvait en conclure que le suc gastrique ne devient acide qu'aux régions superficielles de la muqueuse (1).

Les recherches histologiques de Rollett, Heidenhain, Ebstein et Grützner (2) ont montré qu'il y avait dans les glandes stomacales deux séries de cellules. Les unes sécréteraient de la pepsine, les autres l'acide du suc gastrique.

Comme on trouve des cellules de revêtement dans les glandes du pylore, ainsi que dans les glandes du grand cul-de-sac, les auteurs cités plus haut admettent qu'il existe de la pepsine dans le suc gastrique sécrété par la région pylorique de l'estomac. Une discussion longue et assez fastidieuse s'est engagée sur ce sujet en Allemagne, et la question ne paraît pas encore résolue. D'un côté est l'opinion générale des physiologistes, tels que Kölliker (3), Schiff (4), Wittich (5), Fick (6) et Wolffhügel (7), qui admettent que le suc pylorique n'a aucune action digestive, tandis que Heidenhain, Grützner et Klemensiewicz (8) croient que le suc pylorique, quoique alcalin, est doué de propriétés digestives quand il est acidifié.

Lépine (9), cherchant à répéter l'expérience de Cl. Bernard, et à la concilier avec les découvertes histologiques de Heidenhain, n'a pas pu trouver de cellules acides dans les glandes gastriques de l'estomac. A aucun moment, la coloration du bleu de Prusse n'apparaissait soit dans les cellules bordantes, soit dans les cellules principales.

Un autre fait étudié par Cl. Bernard (10) semblerait démontrer

(1) *Leç. sur les liquides de l'organisme*, t. II, p. 375 et suiv.
(2) Voy. plus haut, p. 9.
(3) *Élém. d'hist., trad. franç.*, p. 452.
(4) *Loc. cit.*, t. II, p. 287.
(5) *Arch. de Pflüger*, t. V, p. 439 ; t. VI, p. 18.
(6) *Verh. der phys, med. Gesells. zu Würtzburg*, N. F, Bd. II, p. 61.
(7) *Arch. de Pflüger*, t. VII, p. 188, 1873.
(8) *Sitzber. d. Ac. der Wissensch. in Wien.*, p. 249, 1875.
(9) *Bullet. de la Soc. de biol.*, nov. 1872, p. 221, et déc. 1873, p. 351.
(10) *Ibid.*, 1873, p. 355.

que l'acidité du suc gastrique n'a pas lieu dans les glandes mêmes, mais en dehors de ces glandes, à la surface de la muqueuse stomacale. En effet, la réaction acide de la muqueuse reparaît alors même que celle-ci a été lavée, ou neutralisée par une solution alcaline. Selon l'illustre physiologiste dont je rapporte ici l'expérience, cette acidité serait due à une fermentation acide du mucus ; mais, plus récemment (1), le même auteur a admis à bien plus juste titre que c'était une sécrétion véritable se faisant après la mort, par suite de la vitalité des cellules qui persiste, de même que le foie fait du sucre après la mort comme pendant la vie.

Ce fait de l'acidification spontanée de la muqueuse stomacale doit être étudié avec soin, car il peut servir à nous faire connaître dans son mode d'action intime la sécrétion gastrique.

En premier lieu, ce n'est pas seulement la muqueuse gastrique qui s'acidifie, mais tous les liquides gastriques, aussi bien le suc gastrique pur que le suc gastrique alimentaire, et nous avons montré qu'il faut voir là un phénomène général indépendant des phénomènes de fermentation par des organismes inférieurs, indépendant aussi de la structure même des glandes stomacales, mais dépendant de la constitution chimique du suc gastrique.

Il faut donc chercher d'abord s'il n'y aurait pas une condition spéciale à cette formation d'un acide, et ensuite par quelle réaction chimique se forme cet acide, et quelle est sa nature.

Ayant fait à froid une infusion avec la muqueuse stomacale d'un gros Congre, je séparai le liquide en deux parties que je mis à l'étuve pendant une heure. Dans une portion je fis passer un courant d'oxygène, tandis que j'abandonnai l'autre à elle-même.

Or, au bout d'une heure, l'acidité des deux liqueurs n'était plus la même. L'infusion stomacale oxygénée avait une acidité de 0.49 (en poids de HCl). L'autre infusion n'avait que 0,28. L'acidité primitive du liquide non chauffé était de 0,22 : par conséquent, l'oxygène avait produit 0,27 d'acide chlorhydrique,

(1) *Ibid.*, 1877. *Gaz. médic.*, p. 224 et 261. 1877.

tandis que dans l'autre ballon, exposé simplement à l'air, le liquide n'avait augmenté que de 0,06.

En traitant le liquide oxygéné par l'éther, j'ai pu constater que l'éther ne prenait que des traces de l'acide, et que par conséquent ce n'était ni de l'acide lactique, ni de l'acide butyrique : l'acide formé par le courant d'oxygène dans l'infusion stomacale étant insoluble dans l'éther et consistant probablement en acide chlorhydrique (1).

Une autre expérience, faite avec la muqueuse de Brochet macérant dans de l'eau, m'a donné au bout d'une heure le même résultat.

Infusion oxygénée	0.9 (de HCL)
Infusion non oxygénée	0.28 (de HCL)

Avec la muqueuse de veau, c'est encore le même résultat :

Infusion oxygénée	1.8 (de HCL)
Infusion non oxygénée	0.7 (de HCL)

Si, dans ces différents cas, on suppose l'acidité du liquide non oxygéné égale à 1, l'acidité du liquide oxygéné sera :

Dans la 1re exp.	=	1.8
Dans la 2e exp.	=	3.2
Dans la 3e exp.	=	2.6

Dans ces trois expériences, l'acide formé n'était qu'un acide insoluble dans l'éther, et par conséquent il est probable qu'il s'agit là d'une sorte de dédoublement, sous l'influence de l'oxygène, de substances neutres qui, en se décomposant, donnent de l'acide chlorhydrique.

D'autres expériences m'ont donné un résultat analogue, quoique moins caractéristique. Toujours un courant d'oxygène dans une infusion stomacale augmente l'acidité du liquide, et produit un acide insoluble dans l'éther.

Je rappellerai aussi l'expérience mentionnée plus haut, faite avec l'estomac de l'Écrevisse, qui a pu dissoudre énergiquement les fibres musculaires stomacales dans un milieu alcalin, tandis

(1) Voyez p. 76.

qu'il se formait continuellement un acide que je neutralisais au fur et à mesure qu'il se produisait (1).

Au lieu d'agir sur le suc gastrique pur ou sur une infusion stomacale, j'ai fait des digestions artificielles avec l'oxygène, et j'ai vu qu'un courant d'oxygène accélérait légèrement la digestion, et augmentait, quoique dans de très-faibles proportions, l'acidité du liquide.

Du lait traité par une petite quantité de pepsine Hottot et d'acide chlorhydrique très-dilué, avec un excès de phénol pour empêcher la fermentation lactique, est examiné au bout d'une heure.

Dans la solution où passe l'oxygène, l'acidité est de 1.9; dans la solution non oxygénée, de 1.8 (de HCl).

La différence est donc très-minime.

De même, en traitant la fibrine (de sang) par un mélange de pepsine et d'acide chlorhydrique, on obtient constamment un léger accroissement d'acidité dans le ballon où passe l'oxygène :

Acidité primitive	6.9	11.8	12.1
Acidité finale avec oxygène	8.2	11.9	12.6
— — sans oxygène	7.6	11.8	12.5

Mais la différence est tout à fait insignifiante, et il faut opposer ce faible accroissement à l'accroissement considérable mentionné plus haut, soit de 1 à 1.8, à 3,2, à 2,7, dans les cas où c'est la muqueuse stomacale qui est traitée par un courant d'oxygène.

Avec le suc gastrique frais, contenant vraisemblablement des débris cellulaires avec des substances qui n'ont pas été encore transformées complétement, on a un résultat intermédiaire entre les résultats négatifs donnés par la pepsine chlorhydrique et les résultats si marqués fournis par l'infusion stomacale.

Ainsi après avoir fait ingérer à un jeune Chien, porteur d'une fistule gastrique, une certaine quantité de lait, je repris le liquide et le séparai en deux portions; dans l'une, je fis passer de

(1) Voyez page 83.

l'oxygène, dans l'autre de l'hydrogène, afin d'établir autant que possible une certaine analogie dans les conditions expérimentales. Au bout de deux heures, la solution oxygénée avait 4.5; la solution non oxygénée, 3.6 (de HCl).

Mais cette augmentation d'acidité tient probablement à une fermentation lactique concomitante. En effet, j'ai démontré (1) que la fermentation lactique se faisait avec bien plus de rapidité quand on faisait passer un courant d'oxygène. Une solution de caséine (dans le suc gastrique) et de sucre de lait, fut séparée en deux portions. Dans l'une, où passait l'oxygène, il y eut 13 gr. d'acide lactique; dans l'autre, il n'y eut que 0.8 d'acide lactique (pour 1,000 gr.).

Nous pouvons, de tous ces faits, conclure que, pendant la digestion du lait et aussi des autres aliments, il y a absorption d'oxygène, et que cet oxygène contribue à augmenter l'acidité de l'estomac, mais que c'est surtout pour la sécrétion du suc gastrique acide que l'oxygène joue un rôle considérable.

C'est là, en effet, une loi très-générale dans la nutrition.

Pendant la vie, tous les tissus, tous les liquides de l'organisme, sont dans une atmosphère d'oxygène, ou plutôt dans un bain d'oxygène, puisque ce gaz est dans le sang à l'état liquide et avec des affinités chimiques très-puissantes. Aussi on ne trouve de l'oxygène que dans le sang, tandis que les tissus et les produits de sécrétion n'ont que de l'azote et de l'acide carbonique.

En effet, dans l'estomac on trouve des gaz, mais l'oxygène est en petite quantité.

Magendie a trouvé dans le chyme (2) :

$$Az = 71.45 \quad CO^2 = 14 \quad H = 3.55 \quad O = 11$$

(1) *Comptes rendus de l'Ac. des Sciences*, 24 février 1878. Mes expériences ont été confirmées par celles de M. Boutroux, qui, dans une communication presque simultanée (3 mars 1878), a reconnu comme moi que la fermentation lactique était activée par l'oxygène.

(2) *Ann. de chimie et de physique*, 1816, t. II, p. 292.

Planer (1) a trouvé encore moins d'oxygène et plus d'acide carbonique :

$$Az = 68.68 \quad CO^2 = 25.20 \quad O = 6.12$$

D'un autre côté, tous les expérimentateurs qui ont fait des analyses du sang ont trouvé un accroissement d'acide carbonique, et une absorption d'oxygène coïncidant avec le travail digestif.

Selon Mathieu et Urbain (2), la quantité d'oxygène contenue dans le sang artériel commence à décroître deux heures après le repas. Elle atteint son maximum au bout de quatre heures (3) après l'absorption des aliments ; à partir de ce moment, elle décroît : de sorte que, sept heures après le repas, le sang a repris son chiffre normal. Si on rapproche ce fait de l'augmentation de l'absorption d'oxygène par la surface pulmonaire, on voit qu'à la période de digestion stomacale correspond une absorption considérable d'oxygène. En même temps, ainsi que tous les auteurs l'ont constaté, les artères de l'estomac sont énormément dilatées; les veines sont chargées d'un sang rouge, et battent avec force, presque comme des artères.

Au contraire, hors l'état de digestion, il n'y a pas de suc gastrique, et les artères sont rétrécies; une irrigation artérielle modérée suffit à la nutrition de l'estomac.

Ainsi il est probable que c'est l'oxygène du sang qui produit l'acide du suc gastrique, par une sorte de dédoublement chimique dont nous ne pouvons encore donner l'équation d'une manière satisfaisante.

Outre cette action directe, puissante, immédiate, de l'oxygène sur la sécrétion stomacale, ce gaz a peut-être une autre action sur la transformation des aliments, laquelle s'opère un peu plus rapidement dans une atmosphère d'oxygène que sans ce gaz. Or, par l'exosmose des capillaires sanguins, le sang cède son oxygène aux liquides avec lesquels il se trouve

(1) *Des gaz du sang*, *Arch. de physiologie*, 1871, p. 712.

(2) Quoi qu'en disent Mathieu et Urbain, ce moment correspond bien, au moins chez les Chiens, à l'activité maximum de la digestion stomacale.

(3) *Wiener Sitzb.*, t. XLII.

en contact, et par conséquent les matières alimentaires sont soumises à l'action de ce gaz, et ne tardent pas à le détruire pour augmenter d'acidité et se transformer en peptones.

Il ne semble pas, d'après quelques expériences que j'ai faites, mais qu'il y aurait lieu de renouveler, qu'il se forme de l'acide carbonique pendant la digestion, au moins en quantités notables (1).

En résumé, nous voyons que la digestion n'est pas un travail chimique différent des autres phénomènes chimiques de l'organisme. L'oxygène y joue son rôle, non-seulement pour la sécrétion gastrique, mais encore, quoique dans une faible mesure, pour la peptonisation. Il y aurait évidemment de nombreuses recherches à faire à ce sujet, et à ajouter aux faits nouveaux que je viens d'exposer (2). Je crois que l'étude de l'influence de l'oxygène dans la digestion est une mine féconde, et qui peut donner des résultats très-importants.

En tout cas, je crois pouvoir conclure en disant que la sécrétion du suc gastrique acide est un phénomène d'oxydation.

Je passe maintenant aux autres phénomènes qui ont trait à la sécrétion du suc gastrique. Mais, quoique le sujet soit très-vaste et assez difficile, je serai bref, n'ayant guère de faits personnels à apporter à la question.

Il paraîtrait que, même chez les embryons très-jeunes, le pouvoir digestif de la muqueuse stomacale existe déjà. C'est probablement à cette action de l'estomac qu'il faut rapporter ces phénomènes d'autodigestion que Schiff a vus sur de petits Loups mis dans un bocal, et Moleschott sur des embryons humains dans de l'eau chargée d'acide acétique. Selon Moriggia (3), la puissance digestive de l'estomac existerait chez les embryons dès le quatrième mois. Le fait contraste avec le développement bien plus tardif du ferment salivaire. D'après

(1) Il paraît que Kistiakowsky et Hoppe-Seyler ont vu que la digestion des peptones ne donnait pas naissance à de l'acide carbonique.

(2) Hüfner a constaté, sans y attacher d'importance, que, pendant la digestion de la fibrine par le suc pancréatique, il y avait absorption d'oxygène. *Journ. f. practischen Chemie*, t. XVI, p. 1, 1874.

(3) *Rivista clinica*, 1873, n° 5, p. 148.

Moriggia, il y aurait chez les embryons de la glycose dans la cavité stomacale. Ces recherches sont en désaccord avec celles de Wolffhügel (1), qui ne trouve de pepsine que quelques jours après la naissance, tandis que la sécrétion acide paraît exister de tout temps. Selon Hammarsten (2), il y a de la pepsine chez les enfants nouveau-nés (3), tandis que chez le Lapin le ferment stomacal n'apparaît qu'à la deuxième semaine, et à la troisième semaine chez le Chien.

Ainsi que toutes les sécrétions, la sécrétion stomacale est soumise à l'influence des nerfs. Quand on coupe les pneumogastriques, la digestion stomacale s'arrête ou diminue, quoi qu'en aient dit Magendie (4), et Leuret et Lassaigne (5). Beaucoup de physiologistes ont constaté le fait (6), en sorte qu'il est à peu près incontestable.

On peut se demander à quoi tient ce ralentissement de l'action gastrique, si c'est à une diminution dans les mouvements de l'estomac, ou à une perturbation dans la sécrétion.

Selon Longet (7), quand on donne à un Chien dont les deux nerfs vagues sont coupés une masse alimentaire considérable, au bout d'une douzaine d'heures et même plus, ces aliments ne sont chymifiés qu'à leur surface et ne présentent dans le centre aucune altération. D'après ce savant, la paralysie des mouvements propres de l'estomac a empêché non la sécrétion du suc gastrique, qui attaquait encore les parties superficielles, mais le mélange des aliments, qui ne pouvait plus s'opérer. Toutefois la sécrétion du suc gastrique était moins considérable. En faisant boire du lait à deux Chiens dont l'un avait les nerfs pneumogastriques coupés, tandis que chez l'autre ces nerfs étaient intacts, le même physiologiste n'a vu aucune dif-

(1) *Zeitschrift für Biol.*, XII, p. 217, 1876.
(2) *Jahresber. für Anat. u. Physiol.* pour 1875, p. 161.
(3) Zweifel, *ibid.*, p. 162, est arrivé au même résultat.
(4) *Précis élément. de physiol.*, t. II, p. 102, 1825.
(5) *Rech. physiol. et chim. sur la digestion*, 1825, p. 219.
(6) Haller, Legallois, Brodie, Milne Edwards, Brachet, Müller, Claude Bernard, etc.
(7) *Traité de physiol.*, 3e édit., t. I, p. 259.

férence dans la coagulation du lait dans l'estomac, et la réplétion des chylifères par un liquide lactescent. Kölliker et Müller (1) ont trouvé après la section des pneumogastriques le suc gastrique acide, mais ayant diminué d'acidité. Claude Bernard (2) a vu au contraire, chez des Chiens et des Lapins à qui il avait coupé les nerfs vagues, que la sécrétion gastrique acide avait complétement cessé. Après la section de ces nerfs, la muqueuse stomacale devient livide et blafarde comme celle d'un animal mort, et sécrète un liquide filant et neutre, probablement du mucus et non du suc gastrique. Schiff (3), en suivant un autre procédé opératoire, a obtenu un résultat différent. Il faisait la section de l'œsophage, la tunique celluleuse était coupée, et avec elle tous les troncs nerveux se rendant à l'estomac, tandis que la tunique musculaire était conservée. Il a vu que cette opération n'entravait pas la sécrétion du suc gastrique et la digestion des aliments, quoique la réaction des nerfs vagues au cou produisît cet effet. Selon Schiff, cette différence est due à la fièvre que provoque un traumatisme aussi grave que la section des nerfs vagues; et il conclut de ses expériences que les pneumogastriques n'ont pas d'influence directe sur la sécrétion stomacale, et que si, après la section de ces nerfs au cou, la digestion est ralentie ou arrêtée, cela tient à ce qu'on place l'animal dans des conditions pathologiques qui nuisent à la sécrétion peptique.

Je ne puis entrer dans de plus longs détails sur l'influence de la section des pneumogastriques, soit sur la digestion, soit sur l'absorption stomacales, et je renverrai aux ouvrages de Claude Bernard, Schiff, Longet et Brown-Séquard (4).

La secrétion stomacale est provoquée directement par une ac-

(1) *Verhandlung. der physik. med. Gesellschaft. zu Würzburg*, 1855.

(2) *Leçons sur le système nerveux*, t. II, p. 414 et suiv.

(3) *Loc. cit.*, t. II, p. 336.

(4) *Journal de la physiologie*, t. V, p. 652. Selon cet auteur, chez les Grenouilles, la sécrétion du suc gastrique persiste après la section des pneumogastriques. Voy. aussi Nasse, *Archiv. für physiol. Heil.*, t. V. — Adrian, *Eckart's Beiträge*, t. III. — Milne Edwards, *Leçons sur la phys*, etc., t. VII, p. 22.

tion mécanique. Bardeleben et Frerichs (1) ont vu qu'en introduisant du chlorure de sodium par la fistule gastrique d'un Chien, la muqueuse stomacale se mettait à sécréter abondamment ; mais ce liquide n'était que peu acide, et il est probable qu'ils avaient affaire à du mucus plus qu'à du suc gastrique véritable. Selon Blondlot (2), les susbtances purgatives, selon Corvisart, la coloquinte et l'ipécacuanha, auraient le même effet. Au contraire, d'après le même auteur, la glace, le café, provoquent la sécrétion d'un suc gastrique très-actif, tandis que le charbon et le sable donnent lieu à une sécrétion acide abondante, mais le liquide recueilli semble doué de propriétés digestives faibles.

Les irritations mécaniques provoquent la sécrétion d'un suc acide, mais le liquide sécrété ainsi est peu propre à la digestion (3).

Longet (4) a vu la sécrétion gastrique singulièrement activée par la stimulation de la muqueuse à l'aide d'un courant galvanique interrompu.

Ainsi que je l'ai mis à profit chez M*** pour obtenir du suc gastrique pur, il y a une sympathie entre l'excitation gustative et la sécrétion stomacale, sympathie dont probablement la voie centrifuge est le nerf pneumogastrique. Le rapport est si intime que la même quantité de suc gastrique est sécrétée quand on met un aliment dans la bouche ou quand on le met dans l'estomac. L'odeur et la vue des aliments déterminent le même effet, et, si à un Chien porteur d'une fistule stomacale on fait flairer un morceau de viande, la muqueuse gastrique rougit, et le suc gastrique s'écoule au dehors (5).

En somme, il y a donc plusieurs espèces de sécrétions gastrique, et si les observations des physiologistes que nous venons de citer sont exactes, il y en aurait trois sortes : un mucus

(1) *Loc. cit.*, p. 788.

(2) *Loc. cit.*, p. 213.

(3) Cette distinction entre le suc gastrique véritable et le suc gastrique inactif a été admise pour la première fois par Beaumont, puis par Blondlot (*loc. cit.*), Frerichs, Claude Bernard (*Arch. génér. de méd.*, 1846, p. 5), et surtout Corvisart.

(4) *Traité de phys.*, t. I, p. 202.

(5) Longet, *ibid.*, t. I, p. 203. Voyez à l'Appendice l'observation de Marcelin.

alcalin, un suc gastrique non peptique, un suc gastrique acide et riche en pepsine.

Nous avons vu l'influence de l'oxygène sur l'acidité du suc gastrique ; par conséquent il ne sera pas étonnant que, dans certains cas d'hématose incomplète de l'estomac et de non-activité des glandes stomacales, le mucus de l'estomac sécrété en petite quantité, et neutralisé par la salive, soit neutre ou à peine acide.

D'autre part, si on met dans l'estomac des corps inertes, ou si on excite la muqueuse gastrique avec des excitations mécaniques, le liquide sécrété n'est vraisemblablement pas doué de propriétés digestives, et, s'il faut en croire Blondlot, Cl. Bernard, Schiff, Corvisart et les meilleurs expérimentateurs, il ne contient pas de pepsine.

Évidemment ce n'est pas expliquer le fait que d'attribuer à l'estomac une intuition chimique. L'explication véritable restait donc à trouver, et c'est à Schiff (1) que revient l'honneur de l'avoir essayé. Quoique la théorie de Schiff soit entachée de nombreuses hypothèses qu'on n'a pas encore pu démontrer, elle n'a cependant été renversée par aucun fait probant, et il est nécessaire d'en dire quelques mots (2).

Lorsque, après l'achèvement d'une digestion copieuse, on donne à un Chien, porteur d'une fistule gastrique, de l'albumine à digérer, le pouvoir digestif de l'estomac est à peu près nul ; mais si on ajoute à l'albumine certains aliments, en particulier du bouillon, de la dextrine, de la viande cuite ou crue, on voit que le pouvoir digestif de l'estomac augmente rapidement. Avec d'autres substances, le sucre, l'amidon, la graisse, on ne provoque pas l'activité du suc gastrique. Ainsi certaines matières, appelées par Schiff peptogènes, viennent charger l'estomac de pepsine, tandis que d'autres substances ne peuvent augmenter le pouvoir digestif de l'estomac. L'expérience

(1) Ses premières expériences ont été faites à Paris avec Luc. Corvisart. Voy. *Mém. sur le pancréas*, 1857.

(2) Pour plus de détails, voy. Schiff, *loc. cit.*, t. II, p. 182 et suiv., et Herzen, *Lezioni sulla digestione*. Florence, 1877.

montre que les peptogènes n'agissent pas par le contact direct avec la muqueuse stomacale, ainsi que le supposait Blondlot, mais elles passent dans le sang, et de là apparaissent dans l'estomac sous la forme de pepsine : en effet, en injectant de la dextrine ou du bouillon dans les veines d'un Lapin, on donne à son estomac un pouvoir peptonisant considérable, selon Schiff, sept fois plus considérable qu'avant l'injection de dextrine ou de bouillon. Si, au lieu de les injecter par l'estomac ou les veines du cou, ou le rectum, on injecte les peptogènes dans l'intestin grêle, l'estomac ne se charge plus de pepsine ; tout se passe comme si, en traversant les ganglions mésentériques, les substances peptogènes perdaient une partie de leurs propriétés et devenaient impuissantes à fournir la pepsine au suc gastrique. Dans d'autres expériences, Schiff a montré que les substances peptogènes absorbées par les veines allaient en partie former la pepsine dans l'estomac, en partie la pancréatine dans le pancréas. Cette transformation en pancréatine ne se peut faire que dans la rate. Si la rate est enlevée, le pouvoir digestif est presque nul pour le pancréas, mais doublé pour l'estomac. Les peptogènes destinés à faire la pancréatine du pancréas, ne pouvant plus trouver là leur emploi, vont donner un maximum de pepsine à l'estomac.

Les nombreuses et intéressantes expériences de Schiff ont été contredites par divers auteurs (1) : mais les contradictions sont loin d'être irréfutables. Les procédés dont ces savants ont fait usage sont en général peu rigoureux, et les expériences en nombre insuffisant. Aussi, quoique la théorie de Schiff soit, dans l'état actuel de la science, encore très-hypothétique, la regarderons-nous comme vraisemblable.

Finalement nous arrivons donc à cette double conclusion :

1° *L'acide du suc gastrique est produit par une sorte de dédoublement chimique d'une matière contenant du chlore sous l'influence de l'oxygène du sang.*

(1) Ebstein et Brünn, *Arch. de Pflüger*, t. III, p. 565 ; — Unge, *Jahresber. uber die Fortschritte der Anat.*, 1873, II, p. 354 ; — Braun, *Centr. f. d. med. Wissensch.*, 1874, n° 15.

2° *La pepsine prend naissance après l'absorption de substances peptogènes.*

Mais, pour que ces deux hypothèses aient définitivement droit de cité, il faudrait encore une longue série d'expériences (1).

L'activité chimique du suc gastrique permet qu'on se demande pourquoi il ne digère pas les parois stomacales.

On avait cru donner une explication (2) en disant que la vie empêchait cette digestion, ce qui n'explique rien du tout, comme toute théorie vitaliste. Cl. Bernard (3) a fait l'expérience suivante. Il introduit dans la fistule d'un Chien l'arrière-train d'une Grenouille vivante. Au bout de trois quarts d'heure, la Grenouille est vivante encore, mais les membres postérieurs sont en grande partie digérés.

Selon Claude Bernard, cette digestion d'un animal vivant malgré son épithélium, tient à ce que l'épithélium de la peau des Grenouilles, lorsque il a été détruit par un acide, ne se renouvelle pas, tandis que l'épithélium stomacal est soumis à une mue incessante.

Schiff admet une opinion à peine différente. Selon lui, c'est le mucus sécrété par l'épithélium qui oppose une barrière à la digestion par le suc gastrique (4).

Il est très-probable que ces deux opinions très-analogues sont exactes ; c'est l'épithélium stomacal qui, se renouvelant sans cesse, et entourant d'une couche imperméable de mucus le suc gastrique sécrété, empêche l'action destructive du suc gastrique sur les parois de l'organe.

Après la mort l'épithélium stomacal et une partie de la

(1) Bence Jones avait cru remarquer que, pendant la digestion, l'urine est alcaline, et il attribuait ce fait à l'électrolyse animale du chlorure de sodium, allant faire de l'acide chlorhydrique dans l'estomac et de la soude libre dans la bile et dans l'urine. Mais Claude Bernard a démontré que cette réaction de l'urine dépendait de l'alimentation.

(2) Hunter, *Phil. Transact.*, 1772, p. 449.

(3) *Leçons de physiol. expérimentale*, t II, p. 408.

(4) *Leç. sur la digestion*, t. I.

muqueuse sont digérés. Plusieurs faits de ce genre ont été observés. Surtout si on a mis un acide dans l'estomac, cette autodigestion est très-remarquable. Dans l'estomac des Poissons, elle s'opère avec une étonnante activité, si bien qu'au bout de quelques heures, toute la muqueuse gastrique a été dissoute, et la tunique musculaire, plus résistante, persiste seule.

En terminant, je noterai un essai expérimental qui peut être rapporté, quoiqu'il m'ait malheureusement donné des résultats négatifs. Espérant remplacer, au moins en partie, l'acide chlorhydrique de l'estomac par l'acide bromhydrique, je donnai, pendant dix jours, à un jeune chien, environ douze grammes par jour de bromure de sodium. L'animal étant très-affaibli, cette alimentation bromurée fut cessée brusquement, et remplacée par du lait. Au bout de vingt-quatre heures, l'animal fut sacrifié ; mais ni dans l'estomac, ni dans le suc gastrique, il n'y avait trace d'acide bromhydrique ou même de bromures. Je me propose de reprendre cette expérience en modifiant les conditions expérimentales.

APPENDICE

A. — Résumé des observations faites sur Marcelin R... atteint de fistule gastrique (1).

Depuis le célèbre Canadien Alexis de Saint-Martin, observé par de Beaumont (2), on n'a pu étudier le suc gastrique chez l'homme (3), et sauf un cas observé à Dorpat (5) et un autre tout récemment à Vienne (4), je ne sache pas qu'on ait répété les expériences de Beaumont. Il y a deux ans, comme j'avais l'honneur d'être l'interne de M. le professeur Verneuil, à la Pitié, j'eus occasion d'observer le malade qu'il opéra si heureusement de la gastrotomie. M. Verneuil m'encouragea à étudier la digestion stomacale chez ce jeune homme, et ces études furent le point de départ de mes recherches sur le suc gastrique (6).

Voici en quelques mots l'histoire de Marcelin R... Ayant avalé par mégarde une gorgée de potasse caustique, il eut à la

(1) Je les ai placées à la fin de mon travail, pour ne pas interrompre par des considérations particulières des expériences de chimie physiologique et de zoologie.

(2) *Exp. on the gastric human juice.* Plattsburg, 1833.

(3) Gauthier, dans sa thèse inaugurale (Paris, 1877), rapporte 37 cas de fistule gastrique. Il paraît que Middeldorff en aurait cité 47.

(4) Schröder, *Succi gastrici humani vis digestiva ope fistulæ stomacalis indagata.* Dorpat, 1853. — Grunewald, *Succi humani gastrici indoles physica et chimica ope fistulæ stomacalis indagata.* Dorpat, 1853.

(5) Kretschi, 1876. *Deutsches Archiv. f. Klin. Med.*, t. XVIII, p. 528.

(6) L'observation détaillée a été rapportée par M. Verneuil dans les *Bullet. de l'Ac. de méd.*, 1876.

suite de cet accident un rétrécissement de l'œsophage, qui devint de plus en plus resserré. Finalement, ne pouvant plus se nourrir, il entra à l'hôpital. Le cathétérisme œsophagien, dès l'abord très-difficile, devint de plus en plus périlleux, et enfin tout à fait impossible. Peu à peu l'état du malade s'aggrava au point que le seul moyen de l'empêcher de mourir de faim était évidemment la gastrotomie. L'opération fut pratiquée par M. Verneuil à la fin de juillet 1876, et elle réussit complétement. Au mois de novembre il était complétement guéri.

Tout d'abord je me suis assuré que l'œsophage était imperméable, en sorte que les liquides salivaires ne se mélangent pas avec les liquides stomacaux, et qu'on peut avoir du suc gastrique pur et dépourvu de salive, condition qu'il est déjà difficile de réaliser sur les animaux, et que l'on n'a vraisemblablement jamais pu rencontrer sur l'homme. A plusieurs reprises. j'ai vu que la salive ne pouvait pénétrer dans l'estomac. En faisant mâcher à M... du sucre imbibé de ferrocyanure de potassium, je n'ai pu retrouver aucune trace de ce sel dans les liquides stomacaux, malgré la sensibilité des réactions chimiques qui décèlent les ferrocyanures.

D'ailleurs une autre expérience prouve encore qu'il n'y a pas pénétration de salive dans l'estomac. Si Marcelin prend une quantité déterminée d'eau, et essaye de l'avaler, au bout de quelques minutes, il peut, par la régurgitation, rendre absolument la même quantité d'eau. Le deuxième temps de la déglutition peut bien s'accomplir, mais le troisième temps, qui répond aux contractions péristaltiques de l'œsophage, est incomplet. Il est probable qu'il y a dans l'œsophage, comme cela a été démontré par l'anatomie pathologique pour tous les cas de rétrécissement de ce canal, une sorte de cul-de-sac, dans lequel les aliments viennent s'entasser, et qui se vide au bout de quelques minutes par une régurgitation involontaire.

Cette imperméabilité de l'œsophage a pour conséquence principale l'impossibilité de l'alimentation par les voies ordinaires. Comme Marcelin ne peut rien avaler, on est forcé de le nourrir par une sonde en caoutchouc placée à demeure dans la fistule gastrique. Les aliments injectés par cette sonde sont hachés et pulpeux, de manière à pouvoir être poussés par la seringue, et à remédier ainsi à l'absence de mastication. De fait, ce procédé anormal ne semble pas avoir eu de grands inconvénients, puisque, six mois après qu'on l'eut mis en usage, le poids de Marcelin avait augmenté de cinq kilogrammes.

Une autre conséquence de l'alimentation par la fistule est une soif perpétuelle. Ainsi toutes les fois qu'on vide l'estomac en débouchant la sonde, Marcelin est pris de soif très-vive qu'il rapporte, ainsi que tout le monde, à l'isthme du gosier, et alors il cherche à soulager sa soif, en mettant de l'eau dans sa bouche : c'est ce qu'il appelle se *rafraîchir*. En réalité il ne fait que se gargariser, et ne se désaltère pas. Pour se désaltérer réellement, il faut qu'on lui introduise des liquides dans l'estomac. Mais ce n'est pas suffisant pour calmer complétement la sécheresse de son pharynx, et il semble qu'il soit nécessaire d'humecter le pharynx directement, aussi bien que d'absorber de l'eau dans les veines.

Il y a, de l'estomac aux glandes salivaires et des glandes salivaires à l'estomac, des sympathies réflexes, telles que la sécrétion des glandes salivaires. On peut, chez Marcelin, observer ce double réflexe. Ainsi, quand on lui injecte des aliments par la sonde, la sécrétion salivaire est aussitôt augmentée, mais cependant moins qu'on serait tenté de le croire. Il semble que ce réflexe allant de la muqueuse gastrique aux glandes de la salive tende à disparaître, à mesure que l'usage des glandes salivaires se restreint. Tout à fait au début de l'alimentation par la fistule gastrique, il paraît que la réplétion de l'estomac par les liquides alimentaires provoquait des mouvements involontaires de mastication. Aujourd'hui il n'y a plus rien de semblable, et ce n'est guère qu'avec certains aliments qu'il y a hypersécrétion de salive. Encore cette hypersécrétion est-elle peu marquée, et devient-elle de plus en plus insignifiante tous les jours. Quand j'ai cessé de voir Marcelin (juillet 1877), c'est à peine si elle existait encore. Au contraire, les réflexes, dont le point de départ est dans l'estomac, ont conservé toute leur puissance. Ainsi, si l'on fait mâcher à Marcelin des substances sapides et parfumées, il y aura aussitôt un flux, relativement abondant, de suc gastrique. C'est même par ce procédé tout physiologique que j'obtenais du suc gastrique pur. Après plusieurs lavages de l'estomac, l'eau qui en sort devient presque limpide. Alors, en vidant complétement l'estomac, et en faisant mâcher à Marcelin des gâteaux, ou du sucre, ou du citron, etc., le suc gastrique se met à couler lentement, goutte à goutte.

Pour ce qui a trait à la manière dont l'estomac se vide, c'est par un moyen extrêmement simple. Quand la sonde est bouchée, comme elle est adaptée hermétiquement aux parois de la fistule, il ne s'écoule pas de liquide. Au contraire, la sonde étant débouchée, tous les liquides s'écoulent par cette ouverture dépouvue de sphincter. Mais quand la sonde est débouchée, Marcelin ne peut plus faire d'effort considérable, le point d'appui que la paroi abdominale doit donner à la contraction du diaphragme lui faisant défaut. La pression des gaz contenus dans l'estomac suit les oscillations du diaphragme ; je m'en suis assuré en adaptant un tube en caoutchouc et un tambour inscripteur à la sonde. On peut ainsi inscrire les mouvements respiratoires, et le rhythme de l'inspiration et de l'expiration se retrouve dans le tracé obtenu ainsi : les mouvements brusques de la toux et du rire changent brusquement la pression, ainsi qu'on pouvait s'y attendre. Marcelin peut aussi vider son estomac en contractant ses parois abdominales ; le jet de liquide est saccadé, et suit les contractions abdominales. Quand, après s'être contractées, ces parois reviennent à l'état normal, il se fait une sorte d'aspiration avec un bruit de *glou-glou*, par suite du mélange de l'air introduit avec les aliments liquides. Tous ces faits démontrent que le plus souvent le sphincter supérieur comme le sphincter inférieur de l'estomac sont fermés, et que leur occlusion permet de considérer l'estomac comme une poche contractile et élastique, subissant les variations de la pression abdominale (1).

Les bords de la fistule se continuent, d'une part avec la muqueuse gastrique, d'autre part avec la peau. Au point où la muqueuse se continue avec la peau, il y a une sensibilité assez vive ; de sorte que le passage du suc gastrique, lorsque il est trop acide, est quelquefois assez douloureux. Quant à l'estomac lui-même, il est presque insensible, ainsi que Beaumont l'avait noté. Les sensations tactiles font défaut ; et Marcelin ne sait pas si on lui touche l'estomac, ou si on ne le touche pas. Toutefois, dans certaines circonstances, l'ingestion brusque d'un liquide froid lui est assez pénible. Il ne sent cependant pas la température des liquides : l'introduction d'eau-de-vie ou même de vin lui produit une sensation de chaleur, et une sorte d'excitation qu'il recherche avec plaisir, quoiqu'il ne puisse goûter ni l'eau-de-vie, ni le vin. Je n'ai pas pu me rendre compte exactement du motif réel qui lui fait rechercher les liqueurs alcooliques. Peut-être est-ce par un préjugé populaire qui fait croire que ce sont des fortifiants.

Quoi qu'il en soit, Marcelin ne peut savoir quand son estomac

(1) Les recherches de M. Leven (*Bull. de la Soc. de biol.*, 1875, nov., p. 366) semblent contredire ce fait. Mais l'opinion de M. Leven me paraît inacceptable, et elle l'a semblé aussi à la plupart des physiologistes, qui acceptent l'opinion de Magendie sur l'occlusion du pylore.

est plein ou vide, et la faim chez lui se traduit par une sorte de défaillance, laquelle l'avertit qu'il est temps de prendre des aliments. Quand l'estomac est rempli trop brusquement, Marcelin est pris de hoquet; le même phénomène survient quand l'estomac est vidé sans précaution de tous les liquides qu'il renferme; de sorte que, au moins chez ce sujet, le hoquet semble être produit par un changement brusque dans la pression stomacale.

J'ai essayé de voir la muqueuse stomacale alors que l'estomac est en digestion; cet examen a été assez difficile. Cependant j'ai pu voir la muqueuse gastrique, et la montrer à quelques personnes, en projetant dans un tube métallique introduit par la fistule une vive lumière, par exemple la clarté d'une lampe à huile minérale grossie par une lentille (appareil de M. Colin). On voit alors dans le fond du tube une surface rougeâtre, tomenteuse, criblée de petits pertuis très-fins, comme des piqûres d'aiguille, probablement les orifices glandulaires dilatés. Cette apparence rougeâtre de la muqueuse en activité contraste avec l'aspect gris de la muqueuse stomacale des cadavres.

L'absorption des liquides contenus dans la cavité gastrique ne pouvait guère être étudiée avec certitude. Comment, en effet, savoir s'ils passent par le pylore, ou s'ils sont absorbés par les veines stomacales? Il est probable que les deux phénomènes coïncident, une partie des aliments passant dans la circulation veineuse, une autre partie s'introduisant par le pylore dans le duodénum pour être absorbée par les vaisseaux mésentériques.

Il n'en est pas moins intéressant de savoir quelle est exactement, pour les différentes substances, la durée de la digestion stomacale.

Je n'insisterai guère sur cette question, dont l'intérêt est secondaire, après les expériences de de Beaumont (1). En général, mes expériences concordent avec les siennes et celles de Gosse (2). Ainsi la durée maximum du séjour dans l'estomac paraît être de 4 heures et demie à 6 heures, pour les graisses par exemple et certains aliments évidemment très-indigestes (3), comme les épinards. La durée minimum s'observe dans la digestion du lait, qui paraît être de tous les aliments le plus facilement digéré; après une heure, c'est à peine s'il en reste quelques

(1) Elles sont rapportées en détail dans le *Traité de physiol.* de Longet, t. I, p. 256.

(2) *Opusc. de phys. anim. et végét.*, par Spallanzani, t. II, p. 379, 1787.

(3) Il faut tenir compte des particularités individuelles. Nul organe, peut-être, n'est aussi fantasque dans sa fonction que l'estomac.

traces dans l'estomac. Mais, comme le lait contient une notable quantité de graisse, il s'opère une sorte de dédoublement curieux dans la digestibilité de ce liquide. La caséine, le sucre, l'eau et les sels du lait disparaissent avant une heure, et on ne peut plus les retrouver, tandis que la graisse persiste encore pendant une demi-heure au moins : dans l'estomac, elle est liquide, à cause de la température, mais à peine est-elle refroidie qu'elle se fige. Il en est ainsi pour presque tous les aliments complexes mélangés de graisse. La graisse disparaît toujours en dernier lieu. Il est vraisemblable que ce n'est pas seulement à cause de la difficulté de sa digestion, et que les conditions physiques jouent un rôle prépondérant dans ce retard. En effet les graisses, que la température de l'estomac a liquéfiées, surnagent tous les autres liquides, et ne peuvent passer par le pylore que si tous ces liquides ont disparu. Si, de même, une heure après l'ingestion de vin, de pain, de viande et de graisse, on laisse le mélange s'écouler par la sonde, la graisse viendra tout à fait à la fin, et on pourrait supposer qu'elle est moins digestible que la viande et le pain. Cependant il me paraît probable que le retard de la digestion des graisses, c'est-à-dire du passage par le pylore, tient à leur faible densité, qui les fait surnager les liquides alimentaires, en sorte qu'elles doivent être les dernières parties qui passent par le pylore.

En somme, la durée de la digestion est de trois à quatre heures : mais elle n'est pas la même pour toutes les substances alimentaires. Le lait est rapidement absorbé. Il en est de même de l'alcool, dont la plus grande partie a disparu au bout d'une demiheure. Au bout de quarante minutes, on en retrouve encore des traces. Mais, une heure après qu'il a été ingéré, il semble avoir complétement disparu. Je n'ai pas recherché si une partie s'était transformée en aldéhyde, ainsi que Kretschi l'a admis.

Enfin je ferai une dernière remarque, qui est, je crois, assez importante. Les aliments ne disparaissent pas de l'estomac successivement. Il semble au contraire qu'à un certain moment, tout d'un coup, ils passent en masse, *en bloc*, pour ainsi dire, dans l'intestin. L'estomac ne met guère plus d'un quart d'heure à se vider complétement. Pendant trois heures et demie, je suppose, la masse alimentaire ne changera pas de volume ; mais une demi-heure de plus, et presque tout aura disparu, en sorte qu'on ne pourra retrouver dans l'estomac que des débris de ces aliments. Cela semblerait prouver qu'il faut que les matières nutritives arrivent à un certain état, à la fois chimique et physique, pour pouvoir passer par le pylore (1).

J'ai malheureusement négligé de mesurer régulièrement la température de l'estomac. Une fois, pendant la digestion, elle était de 38. 2. Ce chiffre isolé est tout à fait insuffisant.

Marcelin n'avait pas de dyspepsie; il se plaignait souvent de souffrir dans le dos; mais je n'ai jamais trouvé que ces douleurs stomacales ou dorsales eussent de l'influence sur les phénomènes chimiques de la digestion. La digestion des matières cellulosiques indigestes, en particulier des épinards, était accompagnée d'un flux aqueux abondant, à peine acide, mais sans être compliquée de douleurs dans l'estomac (2).

B. — **Dosages acidimétriques et dosages d'ammoniaque.**

J'ai peu de chose à dire des procédés de dosage que j'ai employés pour mesurer les acidités des divers liquides organiques que j'ai eu à examiner. En général, les dosages acidimétriques se font avec la teinture de tournesol; mais, pour mesurer de très-faibles quantités d'acides organiques peu énergiques, il est difficile, avec la teinture de tournesol, d'arriver à une précision suffisante. Grâce à la complaisance de mon ami le professeur G. Bouchardat, j'ai pu employer une autre substance plus sensible que le tournesol, et avec laquelle j'ai fait tous les dosages rapportés ci-dessus.

Cette substance est la phtaléine du phénol ($C^{20}H^{7}O^{4}$),qu'on obtient en faisant réagir le phénol sur l'anhydride phtalique à l'aide de l'acide sulfurique concentré. C'est un corps d'un brun rougeâtre, fluorescent, soluble dans l'alcool. Il suffit de quelques gouttes de sa solution alcoolique pour donner à une liqueur alcaline une coloration rouge énergique qui disparaît dès que la liqueur devient acide. De même on peut déterminer avec une grande précision le moment où une liqueur acide incolore se colore en rose, moment qui correspond au moment où elle devient alcaline. Néanmoins il faut une certaine habitude pour faire des déterminations exactes.

(1) Ce fait, que j'ai annoncé il y a plus d'un an (*Comptes rendus de l'Ac. des sc.* 5 mars 1877), a été, par quelques personnes, regardé comme inexact. Je persiste cependant à croire que les choses se passent ainsi, au moins chez Marcelin. M. Herzen, professeur au Muséum de Florence, m'a affirmé que, d'après ses expériences personnelles, chez les Chiens la digestion se faisait de la même manière.

(2) M. Leven (*Bullet. de l'Acad. de méd.*, 10 mars 1870) a constaté ce même fait d'exosmose aqueuse à la suite d'ingestion de matières non azotées; mais il attribue à cette hypersécrétion un rôle important dans la dyspepsie.

Quant au liquide alcalin servant au dosage, j'employais la chaux, dont le titre reste plus constant que la baryte ou la potasse.

La détermination de l'ammoniaque contenue dans le suc gastrique a été faite de la manière suivante : un volume déterminé de suc gastrique pur était mélangé à de la potasse, et placé sous une cloche, en même temps qu'une solution très-diluée et titrée d'acide sulfurique. Au bout de trois ou quatre jours, on examinait le titre de cet acide sulfurique. Deux dosages très-concordants m'ont donné 0,17 d'AzH^3 pour 1,000 gr. En laissant pendant deux mois le même suc gastrique en contact avec la potasse en présence d'acide sulfurique, la proportion d'AzH^3 s'est élevée à 0.26 d'AzH^3, cette augmentation étant due, évidemment, à la décomposition ammoniacale des matières protéiques.

EXPLICATION DES FIGURES

FIGURES 1 et 2. — Estomac de Brochet (*Esox Lucius*). A. Renflement stomacal. B. Estomac pylorique. C. Détroit pylorique, à peine apparent quand l'estomac n'est pas ouvert, très-manifeste sur une coupe longitudinale. En ce point, la tunique musculeuse est très-épaisse. D. Intestin.

FIG. 3. — Coupe de l'estomac de la Baudroie. A. Papilles stomacales. B. Tunique cellulo-élastique. C. Tunique musculaire extrêmement épaisse.

FIG. 4. — Papilles stomacales de la Baudroie (*Lophia piscatorius*). Les papilles forment des saillies qui sont criblées d'orifices pour les cellules glandulaires C. A. Tunique celluleuse. B. Pédicule de la papille stomacale. L'épithélium cylindrique qui recouvrait ces papilles est tombé pendant la digestion.

FIG. 5. — Estomac de l'*Helix pomatia* (grossiss. 300 diam.). A. Cuticule de l'épithélium cylindrique à noyaux reposant sur une couche de tissu lamineux. B. Epithélium. C. Tunique musculaire. D. Cellules glandulaires des glandes salivaires adossées à l'estomac et comprises dans la coupe.

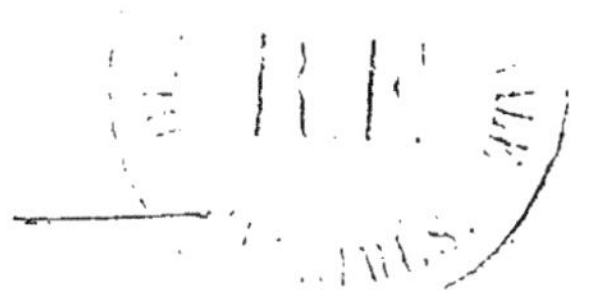

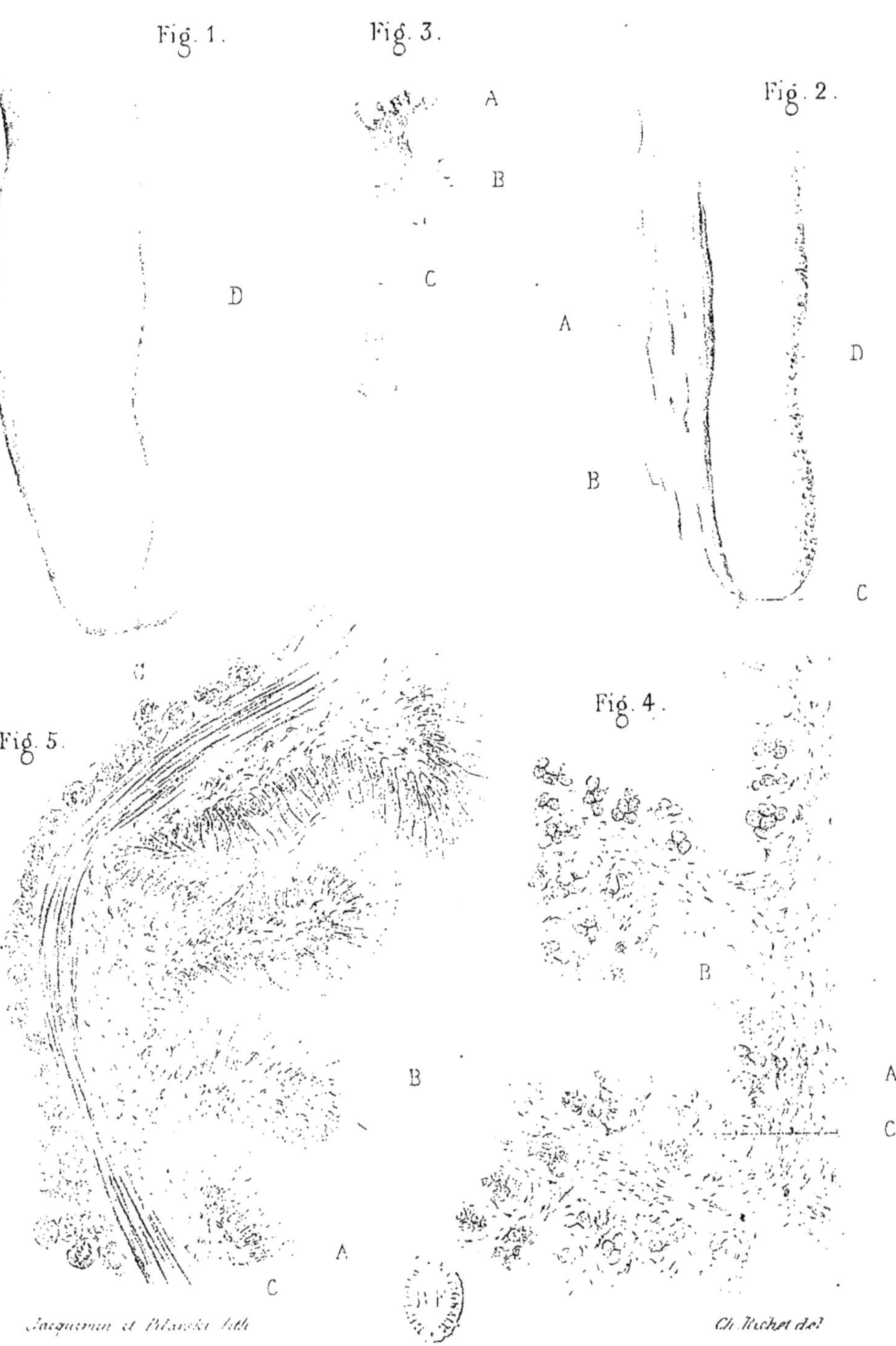

Estomacs de Poissons et de l'Helix H.

TABLE DES MATIÈRES

FIN DE LA TABLE DES MATIÈRES.

Saint-Denis. — Imprimerie de CH. LAMBERT, 17, rue de Paris.

www.ingramcontent.com/pod-product-compliance
Ingram Content Group UK Ltd.
Pitfield, Milton Keynes, MK11 3LW, UK
UKHW020125200726
13856UKWH00002B/753

9 782012 459649